Dr. med. Georg Weidinger

FREI *von* ANGST

durch die Heilung der Mitte

KNEIPP
VERLAG WIEN

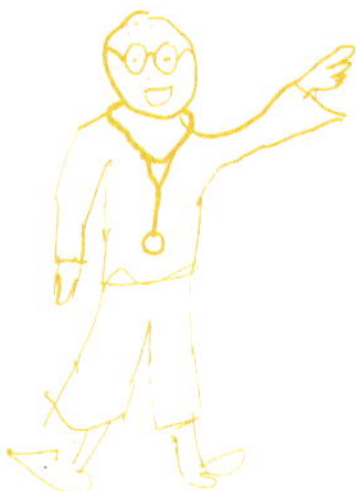

Inhalt

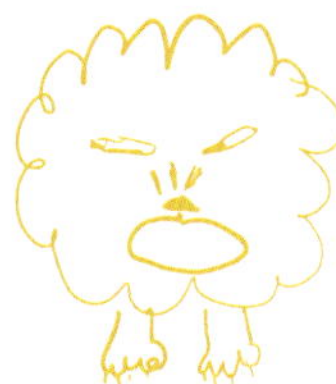

S. 05
VORWORT

S. 13
EINLEITUNG

S. 18
Die Ost-Route

S. 24
Die West-Route

S. 26
ÜBER DIE MAUER

S. 29
Angst

S. 33
Reaktionen auf Angst

S. 35
Angst hat einen Sinn

S. 37
Angst will uns beschützen

S. 37
Angst in unserer Gesellschaft

S. 38
Ursachen für vermehrte Ängste

S. 41
Was passiert bei Angst im Körper?

S. 42
Therapie der Angststörung

S. 43
NLP

S. 46
Kognitive Verhaltenstherapie

S. 48
Medikamentöse Therapie

S. 53
Phytotherapie
Westliche Pflanzenheilkunde

S. 59
Westliche Teezubereitungen

S. 61
Hanf, Cannabis und CBD

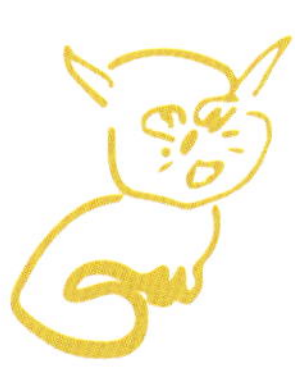

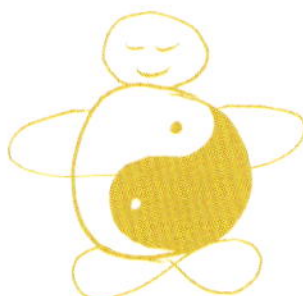

S. 65
IN DIE ANDERE RICHTUNG

S. 67
Die Traditionelle Chinesische Medizin (TCM)

S. 67
Die fünf Elemente

S. 70
Wie funktioniert nun unser Körper chinesisch?

S. 78
Gefühle

S. 86
Was passiert im Körper, wenn eine Emotion aus dem Gleichgewicht ist?

S. 90
I. HEILE DIE MITTE
Zehn Punkte, um lieb zu sein zur Mitte
Chinesische Kräuter für die Mitte

S. 103
II. ENTSPANNE DIE LEBER
Fünf Punkte, um Stress zu vermeiden
Chinesische Kräuter für Leber und Blut

S. 110
III. KÜMMERE DICH UM DEINEN SHEN!
Wieder auf das eigene Herz hören
Chinesische Kräuter für Herz und Shen

S. 114
IV. PFLEGE DEINE LUNGE, ATME!
Fünf Atemübungen
Chinesische Kräuter für die Lunge

S. 125
V. PASS AUF DEINE NIEREN AUF!
Vier Punkte, um lieb zu sein zur Niere
Chinesische Kräuter für die Niere

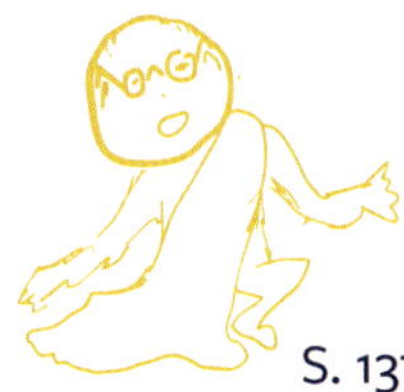

S. 137
YOGA

S. 138
Über Erwartung und Verzicht

S. 140
Über Angst und Vertrauen

S. 145
Der Weg, die Übung

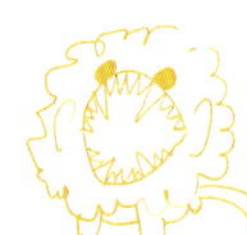

S. 163
DIE PYRAMIDE UND DER NOTFALLKOFFER

S. 164
Die Pyramide oder: Was bisher geschah

S. 170
Der Notfallkoffer

S. 172
SCHLUSSWORT

S. 173
Index

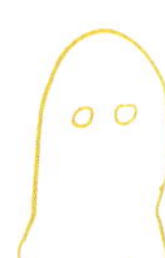

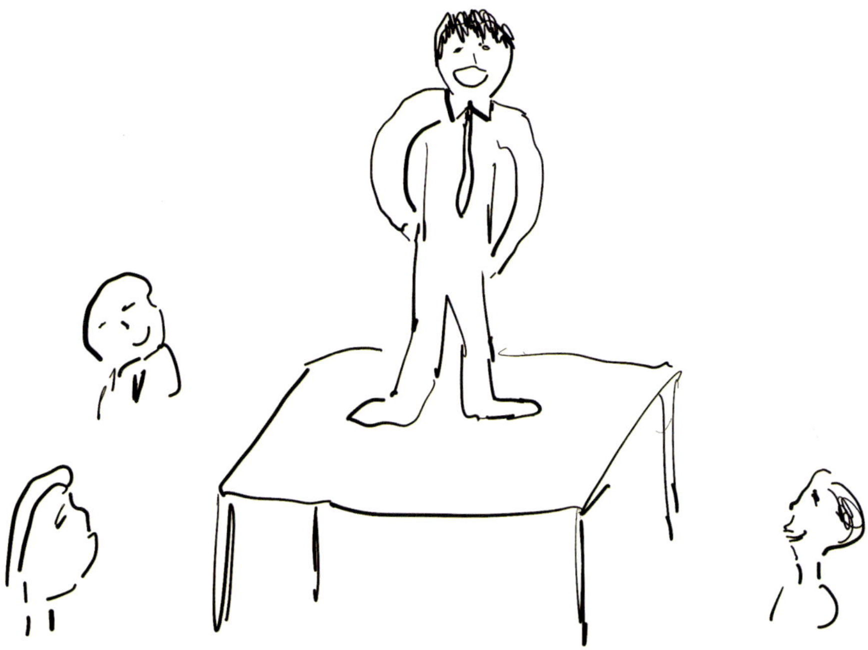

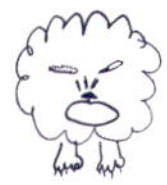

VORWORT

Kennen Sie den Film „Der Club der toten Dichter" aus dem Jahre 1989? Robin Williams spielt einen Lehrer, der seinen Schülern beibringt, die Welt aus einem anderen Blickwinkel zu sehen. So schlägt er zum Beispiel vor, auf die Tische zu steigen und alles aus einer geänderten Perspektive zu betrachten. Eine solche neue Sicht möchte ich Ihnen mit diesem Buch auch bieten.

Unser Thema ist die Angst. Die Neurowissenschaft zeigt uns, was im Gehirn genau passiert, wenn man Angst hat. Die Nervenzellen bauen dabei einen Weg, der es Ihnen ermöglicht, diesen bei der nächsten gefährlichen Situation wieder einzuschlagen. So vergeuden Sie keine Zeit mit langem Nachdenken, sondern spüren Ihre Angst sofort. Denken Sie an die Begegnung mit einem freilaufenden Löwen.

Davonlaufen ist in dieser Situation eine sehr gute Idee. Blöd ist aber, dass das Gehirn diesen Weg ebenso vorschlägt, wenn eine Gefahr – vielleicht auch nur ansatzweise irgendwann, sofern alles schiefgeht – drohen könnte. Es ist dabei egal, ob diese Situation jemals wirklich eintritt und ob es überhaupt eine reale Gefahr gibt.

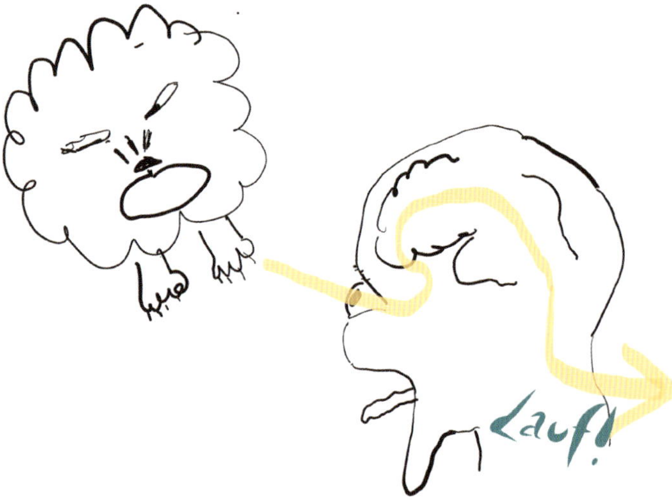

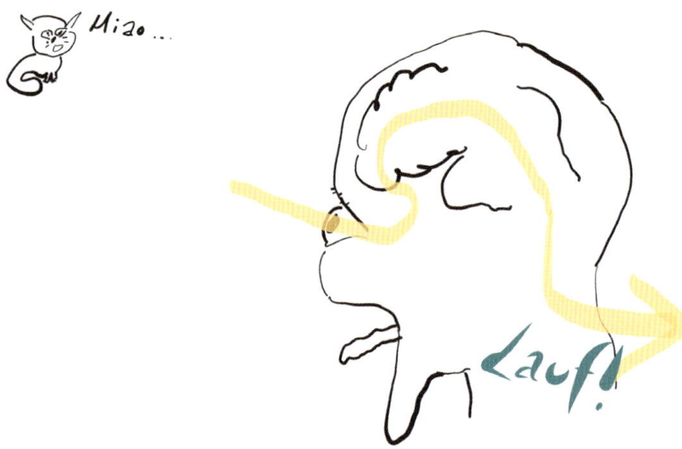

Dieses *Lernen* im Gehirn schafft fixe Bahnen, die dann ständig eingeschlagen werden. Auf einmal hat man in verschiedensten Situationen Angst. Dabei kann es sein, dass man sich gar nicht mehr an die Begegnung mit dem Löwen erinnern kann. Selbst wenn Sie sich erinnern können, schaffen Sie es willentlich nicht, aus dem Reaktionsmuster auszusteigen. „Ich weiß ja, dass ich keine Angst vor der Katze zu haben brauche, aber die Angst ist einfach da und überwältigt mich." Solche Gedanken formuliert Ihr Frontallappen, ein kleiner Teil der Gehirnrinde, der glaubt, durch ebendieses Denken den Rest des Gehirns und auch den ganzen Körper im Griff zu haben.

Hier, beim Denken, setzt die moderne Angstforschung an. So können Sie in einer Psychotherapie in Gedanken zu dem Moment zurückgehen, in dem Sie den Löwen getroffen haben, und lernen, dass dieser Moment nun vorbei ist und keine Gefahr mehr droht.

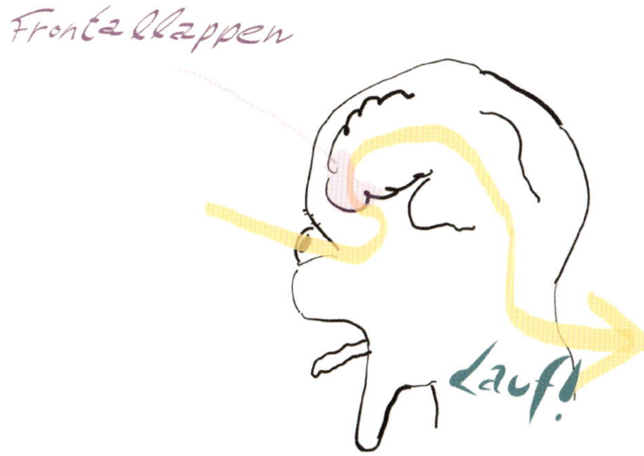
Frontallappen
Lauf!

Sie können das Erlebte also in aller Ruhe, ohne wirkliche Gefahrensituation, neu interpretieren, einen neuen Weg im Gehirn bauen und dann im Alltag üben, diesen Weg immer öfter einzuschlagen.

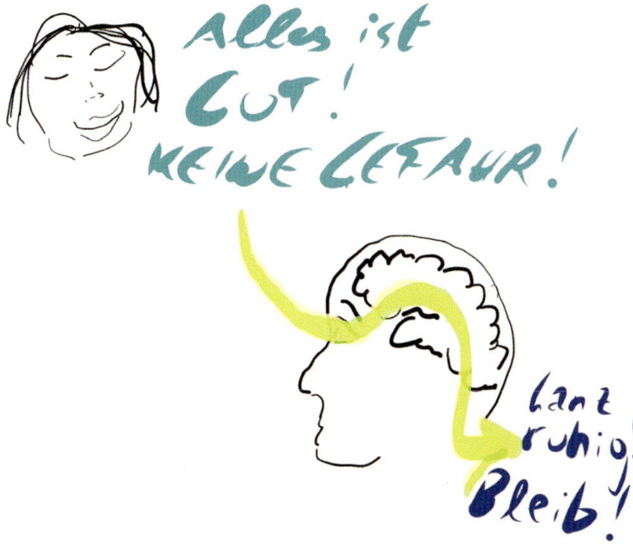
Alles ist GUT!
KEINE GEFAHR!
Ganz ruhig!
Bleib!

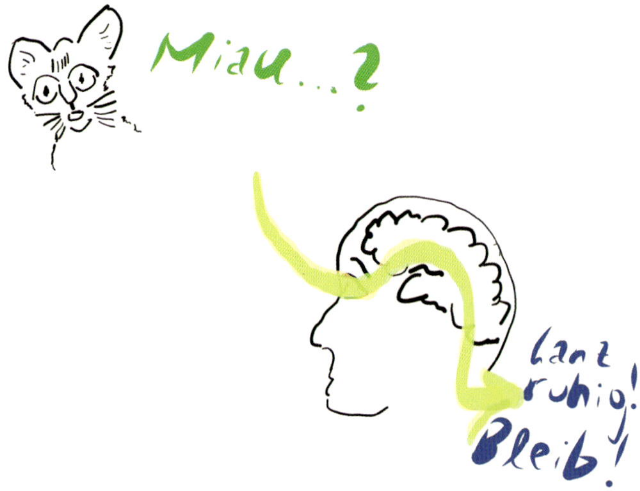

Wenn Sie also einer Katze begegnen, nutzen Sie Ihr Denken, um die Angst zu vertreiben! Dabei kann Ihnen eine Psychotherapie oder ein Coaching helfen.

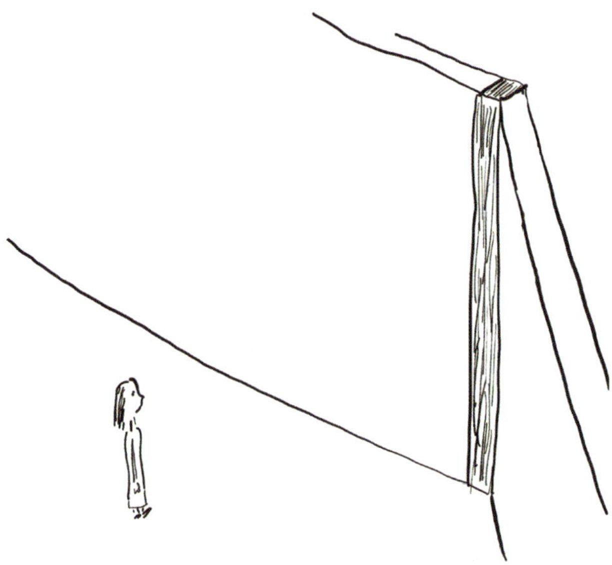

Doch manchmal hat man schon „Angst vor der Angst“, weil diese so schlimm ist. Dann hat man nicht die Kraft, sich tagtäglich immer und immer wieder mit der eigenen Angst auseinanderzusetzen. Vielleicht hat die beste Psychotherapie bereits Wunderbares über Ihre eigene Persönlichkeit ans Tageslicht gebracht, doch die Angst ist noch immer da. Manchmal ist die Angst wie eine riesige Mauer, vor der Sie stehen, und Sie haben keine Ahnung, wie Sie es über diese Mauer schaffen sollen.

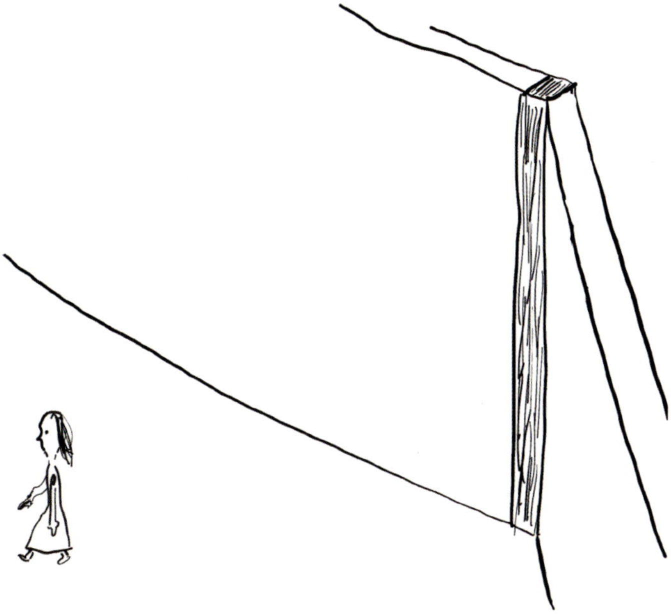

In so einem Fall sage ich zu meinen Patienten: „Vergessen Sie die Mauer, drehen Sie sich um und gehen Sie in die andere Richtung!"
„Kümmern Sie sich um Ihren Körper", sage ich weiter. „Kümmern Sie sich um Ihre Mitte, um Ihren Verdauungsapparat, Ihre Gefühle, Ihre Beziehung. Bewegen Sie sich regelmäßig. Machen Sie alles, damit Sie sich so richtig wohl in Ihrem Körper fühlen, und eines Tages werden Sie merken, dass Sie die Mauer schon weit hinter sich gelassen haben."

Dabei hilft auch ein Perspektivenwechsel, wie anfangs erwähnt.

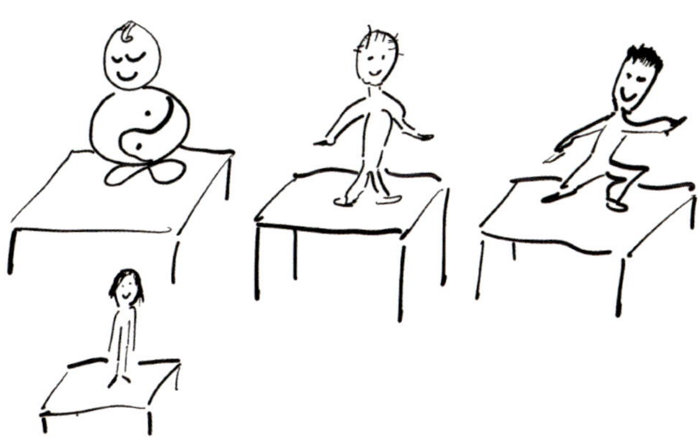

Unsere erste neue Perspektive ist die Sichtweise der **Traditionellen Chinesischen Medizin (TCM)**. Ergänzend sehen wir uns die Philosophie und die Praxis des **Yoga** an, um schließlich zu unseren Vorstellungen hier im Westen zurückzukehren. Sie werden erkennen, dass der Westen nicht ständig das Rad neu erfinden muss. In China und Indien wurde eigentlich bereits alles gesagt, und das vor etwa 2.000 Jahren. Wenn wir dann von unserer Reise zurückkehren, werden Sie unsere westliche Medizin neu betrachten können. Sie bietet uns die Möglichkeit, sehr schnell einzugreifen und besonders schlimme Situationen abzuwenden.

Alles hat seine Berechtigung, jede Methode ihre Zeit. Wenn es brennt, muss man löschen. Doch unser aller Aufgabe ist es, zu verhindern, dass es überhaupt brennt.

Ich bin Notarzt und Allgemeinmediziner, und wenn ich nicht gerade im Notarztwagen mitfahre und mit unserer westlichen Medizin Leben rette, sitze ich in meiner „Arztpraxis für komische Krankheiten" und nütze alles an Medizin, was unsere Welt so zu bieten hat. Dabei habe ich mich vor Jahren auf die Traditionelle Chinesische Medizin spezialisiert. Sie hat mich mit meinem Asthma gerettet und sie hilft und rettet viele Menschen, die aus meiner Praxis oder aus der Praxis derer kommen, die bei mir die Ausbildung in TCM gemacht haben.

„Arztpraxis für komische Krankheiten" deshalb, weil die Patienten zumeist schon viel ausprobiert, viele ärztliche Kollegen der westlichen Medizin konsultiert haben, bis sie schließlich bei uns, meiner Frau und mir, landen. Darum muss ich zumeist mehr bedenken als meine Kollegen, weil das „Normale" ohnehin schon probiert wurde. Das Ergebnis finden Sie in diesem Buch. Bei **Angst** ist das nicht anders. Das „Normale" finden Sie im ersten Teil dieses Buches. Ab dem zweiten Teil geht es um Ihre Hausaufgaben, um alles, was Sie noch zusätzlich tun können, um Ihren Körper, Ihren Atem und damit Ihre Psyche zu stärken.

Wichtig ist, dass Sie lernen zu verstehen, was Ihnen Ihr Körper mit den Beschwerden, die Sie haben, sagen möchte. Ihr Körper und Ihre Psyche meinen es nie böse mit Ihnen. Wir alle verstehen oft nur deren Sprache nicht mehr. Also übersetze ich Ihnen, was er zu sagen versucht. Sie machen dann die Veränderung, der Körper und Ihre Seele fühlen sich gehört und das Symptom verschwindet. Das ist bei Angst nicht anders als bei anderen Beschwerden. Nur dass Sie die Angst oft so einschränkt, dass es schwieriger ist, Dinge wirklich zu ändern. Aber es wird gehen, vor allem auch in Kombination mit den Möglichkeiten, die wir hier im Westen haben. Oft hilft schon eine Pflanze, die bei uns wächst (siehe Kapitel „Über die Mauer"), im Notfall auch ein Medikament (siehe ebenfalls dort), aber wenn schon, dann das richtige!

Das Ziel ist, dass Sie frei sind in Ihren Entscheidungen und dass Sie all Ihre Gefühle, auch die Angst, nutzen können, um die richtigen Schritte im Leben zu setzen.

In diesem Buch male und kritzle ich Skizzen und Bilder, so wie ich es in meinem Unterricht auf der Tafel oder einem Flipchart ständig mache. Sie sind zumeist künstlerisch von fraglichem Wert, aber es sollte genügen, um ein Bild für Ihre Erinnerung zu schaffen und ein Lächeln auf Ihr Gesicht zu zaubern. Fühlen Sie sich also in eine unterhaltsame Vorlesung über Angst versetzt.

Noch etwas möchte ich Ihnen auf diesem Weg mitgeben: Ich sage oft: „Die Chinesen sagen ..." oder „Chinesisch bedeutet das ...". Damit meine ich: „In der Traditionellen Chinesischen Medizin sagt man ..." beziehungsweise „In der Traditionellen Chinesischen Medizin bedeutet das ...". So spricht es sich leichter, so rede ich auch mit meinen Patienten und Studenten.

Ich wünsche Ihnen mit diesem Buch eine spannende Reise zu sich selbst, viele neue Erkenntnisse sowie unterhaltsame Momente und vor allem viele Anregungen für gesunde Änderungen in Ihrem Leben, damit Sie der Angst ein Lächeln schenken können.

Ihr
Georg Weidinger

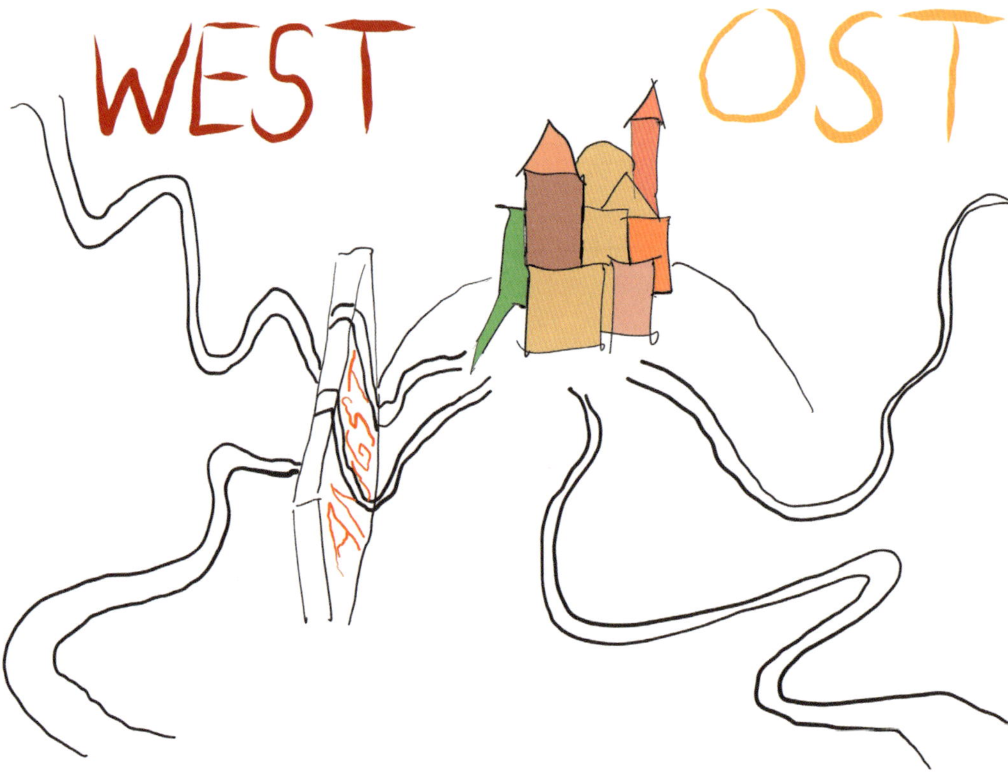
WEST
OST
ANGST
ANGST

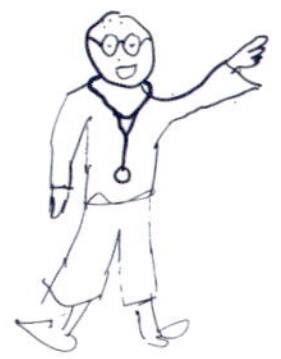

EINLEITUNG

„Viele Wege führen nach Rom.“ – Rom ist in unserem Fall die erfolgreiche Behandlung einer *Angststörung*, einer Angst, die unser Leben, unsere Gesundheit, unseren Alltag und unsere sozialen Kontakte *stört*.

Manche Wege führen über die *Angst-Mauer*, andere nicht. Der Ansatz des Westens ist es, gegen die Angst direkt vorzugehen, der Ansatz des Ostens ist es, den Körper und den Geist so zu stärken, dass die Angst verschwindet. Dabei nutzt der Osten die Angst als Wegweiser, um zu verstehen, was Körper und Geist benötigen.

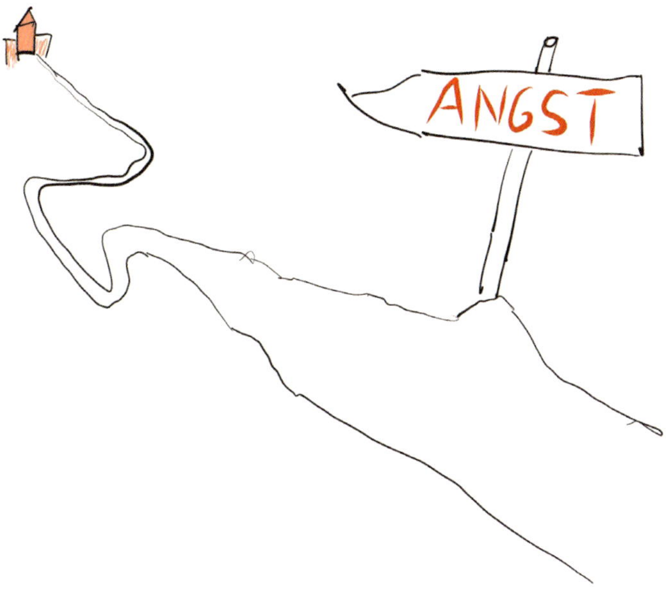

„Der Zweck heiligt die Mittel." – Wenn es in Rom brennt und man schnell in die Stadt muss, ist der direkte Weg über die Mauer oft der beste. Wenn die Angst kein einmaliges Ereignis bleibt, auf das man sich einstellen kann, sondern droht, immer und überall aufzutreten und einen wie ein Tintenfisch in die Tiefen des Meeres hinabzuziehen, muss man sie sofort stoppen. Dann ist uns jedes Mittel recht, um zu helfen.

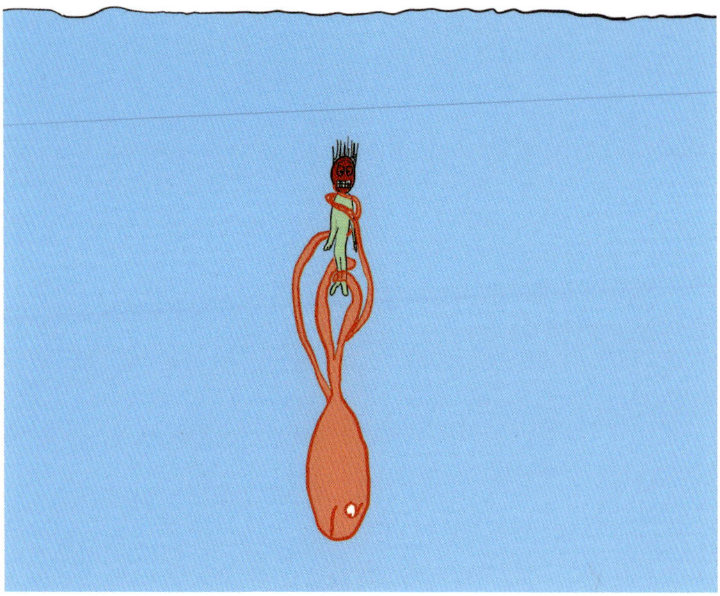

Gott sei Dank sind so schwere Ängste eher selten. Aber auch dafür haben wir Mittel und Wege. So ergibt sich eine **Behandlungspyramide**. An der Basis nutzen wir die Wege des Ostens. So werden Körper und Geist stabil und bleiben von der Angst verschont. Weiter oben auf der Pyramide befinden sich die Wege des Westens, mit denen wir die Angst bis hin zu einer akuten Panikstörung in den Griff bekommen. Nennen wir die Wege des Ostens unsere **Ost-Route**, beispielsweise **TCM** und **Yoga**. Die Wege des Westens, unsere **West-Route**, können wir exemplarisch als **Psychotherapie** und **Psychopharmaka** bezeichnen.

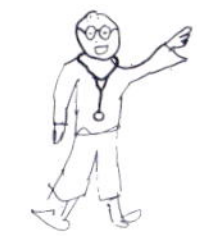

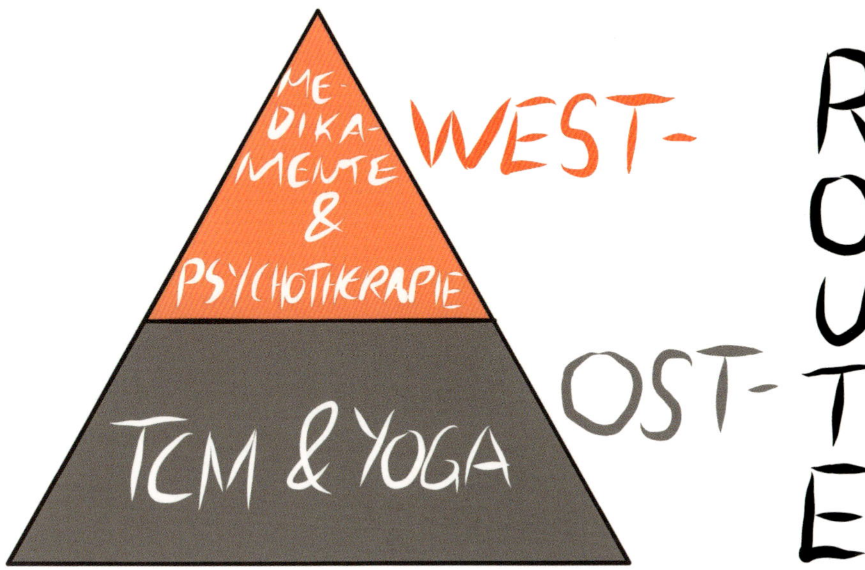

Natürlich führen noch viele andere Wege nach Rom, sowohl aus Westen und Osten als auch aus Norden und Süden. Unterm Strich soll es einem gut gehen, wenn man dann endlich in Rom ankommt. Dann war die *Angst als Mauer* sogar ein wunderbares Training und die *Angst als Wegweiser* ein wichtiger Hinweis, um die richtige Richtung für das eigene Leben zu finden.

Exemplarisch führe ich in diesem Buch jene Wege an, die ich als Arzt für westliche und östliche Medizin in den letzten 33 Jahren kennengelernt und praktiziert habe. Sie werden bald erkennen, dass der westliche und der östliche Weg sich gegenseitig ergänzen und unterstützen.

Stellen Sie sich die Behandlungspyramide einmal als Vulkan vor. Die Angst ist dann die glühende Lava, die oben heraussprudelt und alles verbrennt.

In diesem Fall sind wir froh, dass die westliche Medizin mit Löschflugzeugen und Evakuierungshubschraubern zur Verfügung steht und hilft, das Naturereignis halbwegs unter Kontrolle zu bekommen. Doch Sie wissen, dass die Lava tief in der Erde entsteht und dass ganz viele Faktoren zusammenspielen müssen, damit es schlussendlich zum Ausbruch eines Vulkans kommt.

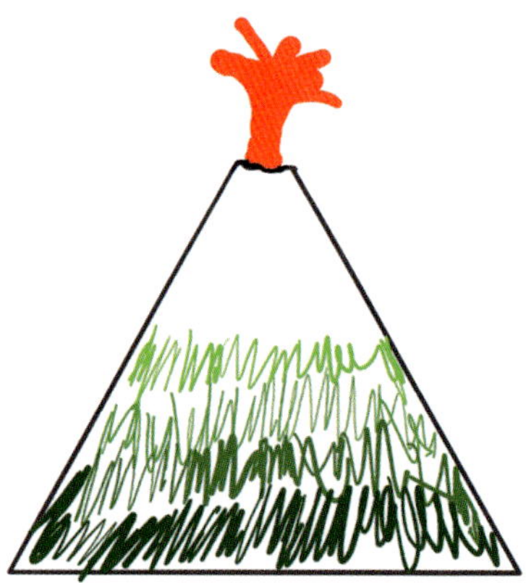

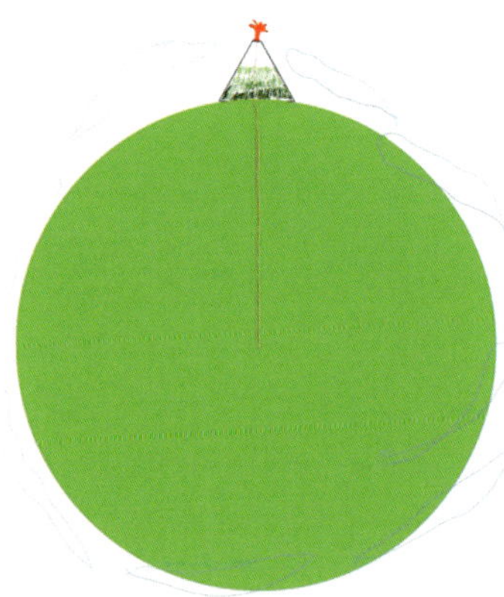

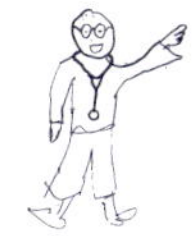

Die **TCM**, die Traditionelle Chinesische Medizin, will uns helfen, unsere eigene Natur zu verstehen und in Harmonie mit der Natur um uns zu leben. Ist die Natur in Harmonie, wird kein Vulkan ausbrechen. **Yoga** zeigt uns als ein jahrtausendealtes erfahrenes und praktiziertes Wissen, wie man leben kann, ohne sich von seinem eigenen Ego ständig ins Unglück stürzen zu lassen. Yoga gibt einen Weg vor, wie man mit Hilfe des Atems den Körper mit der Psyche verbindet.

Je besser wir in unserer eigenen Natur ruhen, desto unwahrscheinlicher wird ein Vulkan-Angst-Ausbruch und wir kommen mit TCM und Yoga ohne westliche Therapie durch. Diese Therapie bleibt dann als Notfallkoffer in einer Ecke griffbereit, aber unangetastet stehen. Doch auch die Psychotherapie kann helfen, in die eigene Mitte zu kommen. Sie sollte aber nicht als reine Angst-Bewältigungstherapie genutzt werden, sondern damit man sich selbst besser kennenlernt und Konflikte aus der Vergangenheit auflösen kann, die im Jetzt noch immer wirken.

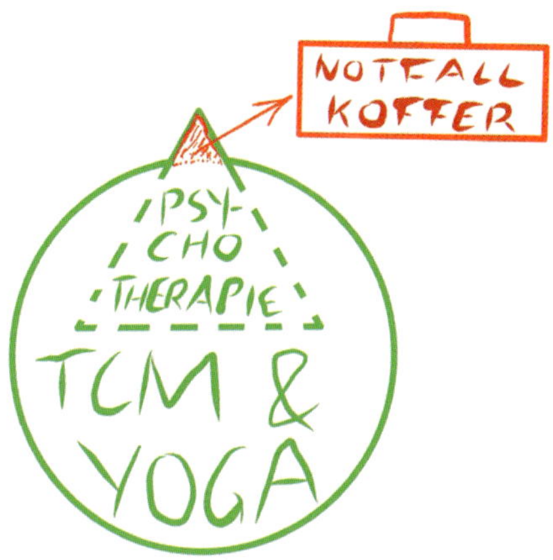

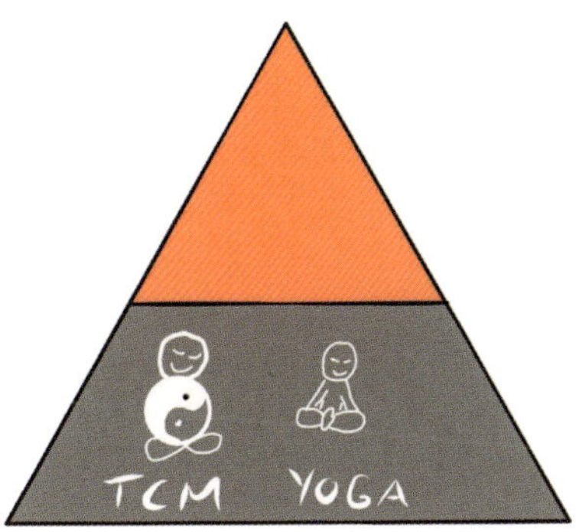

Sie sehen also, die Übergänge zwischen West und Ost sind fließend. Beide Systeme lernen voneinander. Am Ende finden wir die Einheit, die wir uns für die Natur in uns und um uns wünschen.

DIE OST-ROUTE

Die Basis der **TCM** und damit der Pyramide bildet unsere **Lebensführung**, die Art, wie wir täglich leben:

- Wie wir morgens aufstehen, den Tag beginnen, wie viel Zeit wir uns dafür nehmen, wie wir dreimal am Tag essen – wie schnell und was genau – und wie wir den ganzen Tag atmen;
- wie viel Stress wir haben und wie wir damit umgehen, wie und wie viel wir uns bewegen, wie wir mit unseren Mitmenschen umgehen, mit den Tieren um uns, mit unserer Umwelt, welche Gefühle wir haben und wie wir sie ausleben;
- ob wir Freude am Leben haben, Träume und Ziele und ob wir diese leben, wie gut wir am Abend nach unserem Tagwerk abschalten können, wie und wann wir uns ins Bett legen und wie und wie lange wir schlafen.

Am nächsten Tag beginnt es wieder von Neuem: wie wir in der Früh aufwachen, wie viel Energie wir haben und was wir mit dieser Energie anstellen. Die Chinesen sagen: „So wie der Morgen ist, ist der ganze Tag" und „Eine Stunde am Morgen ist mehr wert als drei Stunden am Abend". Die Lebensführung macht etwa 80 Prozent der TCM aus. Dazu kommen dann noch zwei ärztliche Methoden, die **Akupunktur** und die **chinesischen Kräuter**, zu je 10 Prozent.

Die tägliche Lebensführung ist auch die Basis des **Yoga**. Die Yoga-Philosophie beschäftigt sich unter anderem mit dem Umgang mit Mitmenschen, Tieren und der Umwelt, mit den eigenen Gefühlen wie Freude und Leid, Vertrauen und Glück, dem Bändigen des eigenen, sich immer wieder in den Vordergrund drängenden Egos und dem Finden des eigenen inneren Selbst. Der **Yogaweg** bietet außerdem Körperübungen und Werkzeuge für die Atmung, Entspannung und Meditation an, die uns zusätzlich helfen, mit Stress, Angst und den Belastungen unseres Alltags zurechtzukommen. Yoga und TCM ergänzen einander perfekt. All dies integrieren wir in unsere Ost-Route.

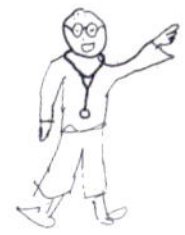

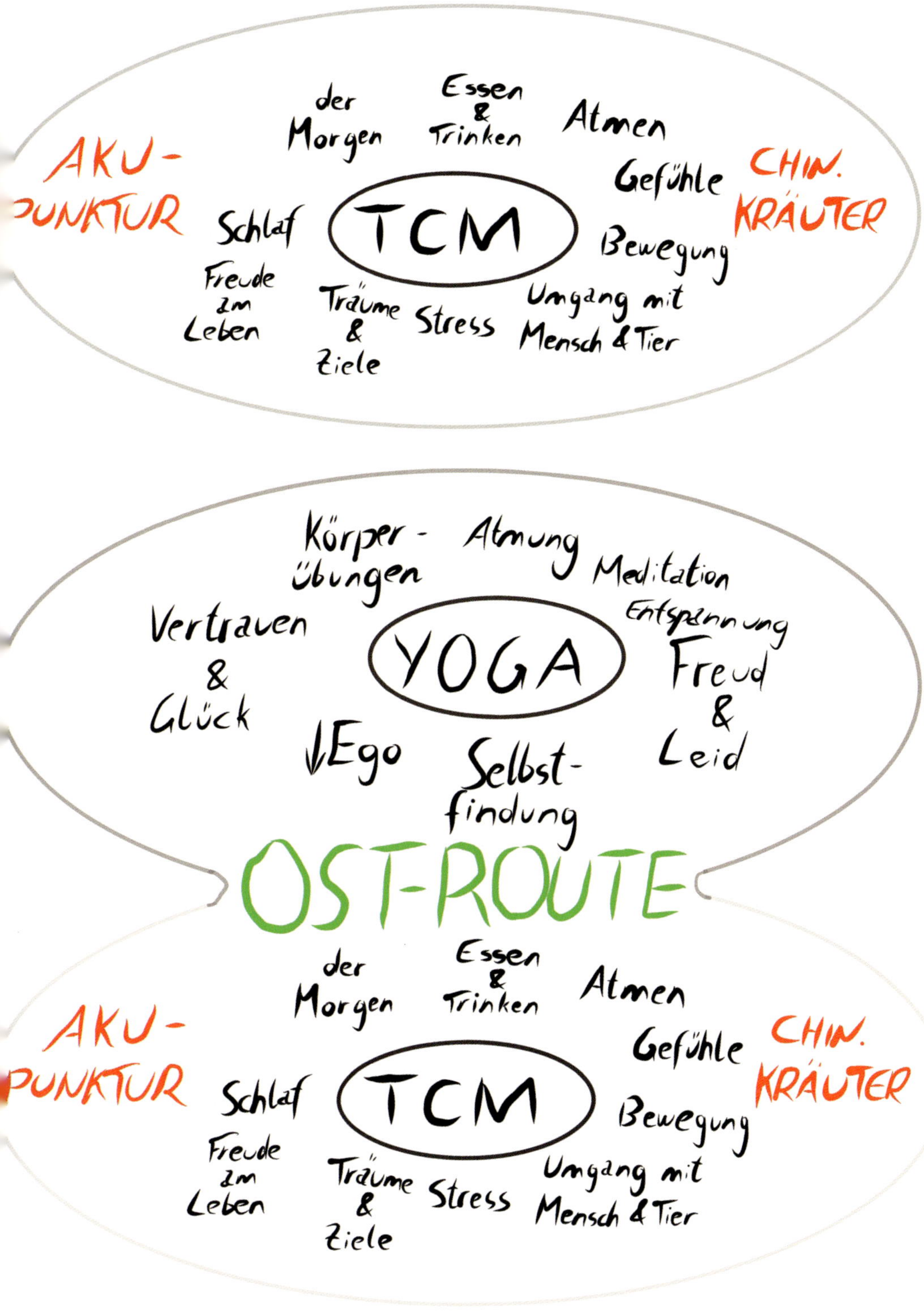
TCM
der Morgen
Essen & Trinken
Atmen
Gefühle
Bewegung
Umgang mit Mensch & Tier
Stress
Träume & Ziele
Freude am Leben
Schlaf
AKU-PUNKTUR
CHIN. KRÄUTER
YOGA
Körper-übungen
Atmung
Meditation
Entspannung
Freud & Leid
Selbst-findung
↓Ego
Vertrauen & Glück
OST-ROUTE
der Morgen
Essen & Trinken
Atmen
Gefühle
Bewegung
Umgang mit Mensch & Tier
Stress
Träume & Ziele
Freude am Leben
Schlaf
TCM
AKU-PUNKTUR
CHIN. KRÄUTER

Bis auf Akupunktur und chinesische Kräuter gehören alle Punkte zu den Hausaufgaben, die ich meinen Patienten in der Arztpraxis täglich verordne.

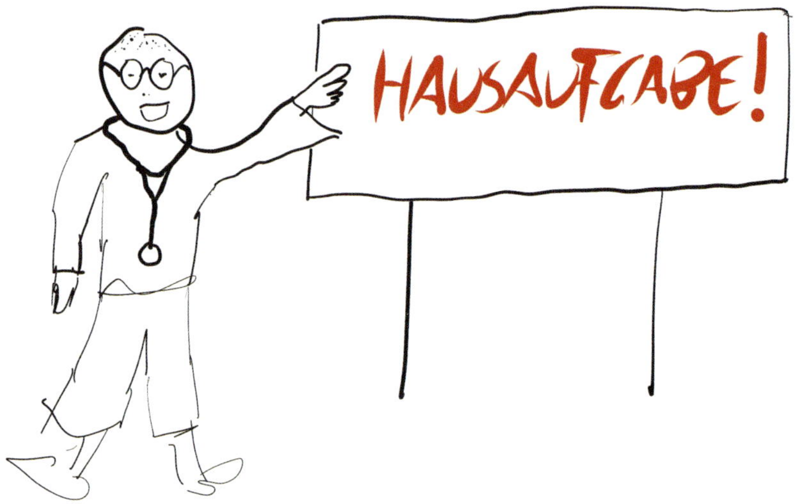

Damit das nicht zu lange dauert – weil auch ich ein eher ungeduldiger Westler bin –, nutze ich die Akupunktur vor allem, um Menschen schnellstmöglich seelisch zu helfen, und die chinesischen Kräuter, um eine oftmals bestehende Erschöpfung oder Blockade rasch auszugleichen.

Die Wirkung der **Akupunktur** können Sie sich folgendermaßen vorstellen: Mit feinen Nadeln mache ich ganz kleine Wunden in Ihren Körper und zwinge ihn dadurch zu einer Wundheilung. Da meine Nadeln sehr klein sind, schafft jeder Körper diese Wundheilung ohne Probleme. Das Besondere an der Akupunktur ist das Wissen dahinter: Jeder Punkt an der Oberfläche des Körpers ist mit einer tieferliegenden Stelle oder einem Organ verbunden. Durch jahrtausendelanges Beobachten und Aufzeichnen kennt man heute die sogenannten **Meridiane**. Sie sind Verbindungslinien von einzelnen Punkten an der Körperoberfläche zu einem tieferliegenden Organ. Zum Beispiel befindet sich der Lungenmeridian an der Innenseite des Arms und hat eine Verbindung zur Lunge. So kann ich die Lunge behandeln, indem ich dort eine Nadel steche.

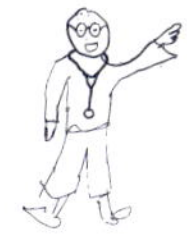

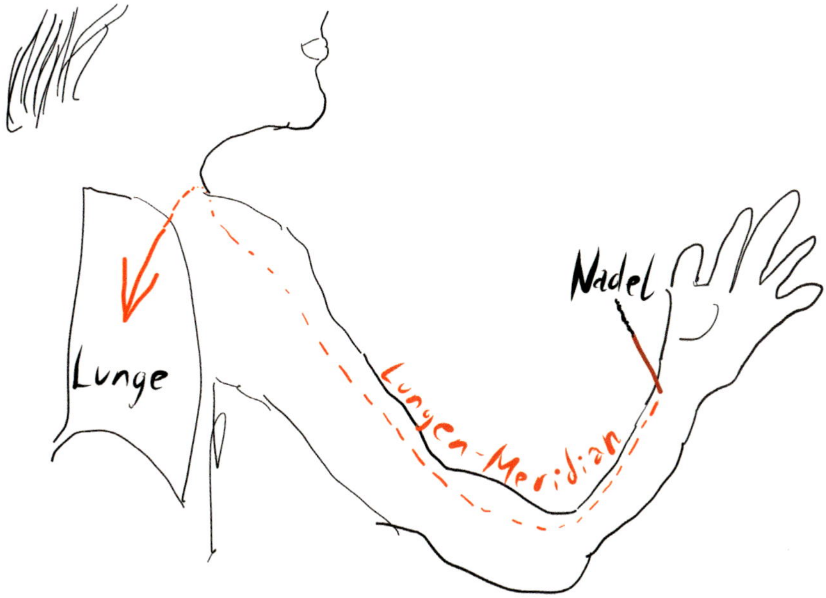

Die **chinesischen Kräuter** sind die traditionellen Medikamente der TCM. Hinter dem Begriff „Kräuter“ verbergen sich pflanzliche, mineralische und tierische Stoffe, wobei wir hier im Westen fast ausschließlich mit den Pflanzenbestandteilen (also echten Kräutern) auskommen. Chinesische Kräuter werden entsprechend einer chinesischen Diagnose, welche durch Befragung, Puls- und Zungenschau gestellt wird, verschrieben. Sie können sich das so vorstellen: Durch die Symptome ist schon gut erkennbar, was der Körper wahrscheinlich braucht. Mit einer zusätzlichen Puls- und Zungenbetrachtung erkennt man noch viel besser, was dem Körper fehlt. Das, was ihm fehlt, wird möglichst perfekt mit den chinesischen Kräutern ersetzt. Der Körper wird sich nur dann alle Nährstoffe aus den Kräutern herausnehmen, wenn er sie wirklich benötigt. Wenn Sie also eine chinesische Kräutermischung zu sich nehmen, die Ihr Körper nicht braucht, wird er sich keine Nährstoffe herausnehmen und es passiert – nichts! Sie werden weder eine Verbesserung noch eine Verschlechterung merken. Die wunderbaren chinesischen Kräuter finden sich dann in Ihren Ausscheidungen wieder, also im Stuhl und Harn, und so manches Bakterium wird sich über diese gesunde Ausscheidung freuen.

In diesem Buch empfehle ich Ihnen die sogenannten W-Mischungen, „Weidinger-Mischungen“ oder „Mischungen für den Westen“. Mit ihnen können Sie praktisch nichts falsch machen. Es sind Erfahrungsmischungen der letzten 25 Jahre aus meiner Arztpraxis. 2014 erschien das Buch „Die chinesische Hausapotheke“ im Goldmann Verlag. In diesem werden die ersten 25 Mischungen, welche die Basis aller weiteren Mischungen sind, aufgelistet und genau erklärt. Alle W-Mischungen finden Sie auf meiner Homepage **www.georgweidinger.com** unter der Überschrift „W-Mischungen“ genau erklärt. Dort sehen Sie auch, wo man die Kräuter erhält. Prinzipiell erhalten Sie die W-Mischungen in all jenen Apotheken, die chinesische Kräuter führen. Auf der Homepage findet sich eine Liste von Apotheken, die Ihnen die W-Mischungen *rezeptfrei* – also ohne ärztliche Verordnung – verkaufen. Die Rücksprache mit Ihrem behandelnden Arzt oder Ihrer behandelnden Ärztin ist aber immer sinnvoll und zu empfehlen!

Prinzipiell empfehle ich für die chinesischen Kräuter die Darreichungsform des **Granulats**, da dieses am einfachsten zu handhaben ist und die Qualitätskontrolle durch die Apotheke erfolgt. Natürlich gibt es auch andere Darreichungsformen: Sie können die Kräuter auch als Rohdrogen verwenden und sich diese entweder selbst kochen oder von der Apotheke kochen lassen. Hydrophile Kräuter-Konzentrate wiederum sind eine geschmacksarme wässrige Darreichungsform für Kinder. Meiner Erfahrung nach funktioniert es bei den meisten Kindern aber auch mit den Granulaten sehr gut. Ihr Apotheker wird Ihnen das angegebene Granulat-Rezept für diese Darreichungsformen gerne umrechnen.

Die W-Mischungen sind so zusammengesetzt, dass sie sicher in der Anwendung sind, wenn Sie ein paar Spielregeln (auch auf meiner Homepage zu finden) beachten:

Das Granulat soll in heißem Wasser aufgelöst und – falls man diesen gut verträgt – mit etwas geriebenem Ingwer versetzt kurz vor den Mahlzeiten eingenommen werden. Zur Dosierung: Für Kinder unter vier Jahren nimmt man zweimal täglich 1 Gramm des Granulats, für Kinder im Alter von vier bis sechs Jahren zweimal täglich 1,5 Gramm, Kinder von sechs bis zwölf Jahren bekommen zweimal täglich 2 Gramm. Erwachsene und Kinder über zwölf Jahre nehmen zwei- bis dreimal täglich 3 Gramm.

Akute Beschwerden werden mit den Kräutern so lange behandelt, bis sie weg sind. Bei chronischen Beschwerden können Sie die Mischung drei Monate durchgehend nehmen. Danach sollten Sie eine Pause von drei Wochen machen, damit sich Ihr Körper nicht zu sehr an die Einzelkräuter gewöhnt. Nach dieser Pause können Sie die Mischung weiternehmen.

Wenn Sie bei der Einnahme der Kräuter unsicher sind oder falls neue Beschwerden auftreten, pausieren Sie sofort mit der Mischung und fragen Sie Ihren Arzt oder Apotheker, wie Sie weiter mit dem Granulat verfahren sollen. Aus Erfahrung projiziert man alle Beschwerden, die gerade auftreten, auf eine neue Therapie, die man gerade begonnen hat, so auch bei den Kräutern. Pausieren Sie im Zweifelsfall trotzdem immer, dann warten Sie, ob die Beschwerden wiederkommen, und machen Sie dann eventuell mit einer niedrigeren Dosierung weiter.

Wenn wir all die Methoden der TCM und des Yoga zusammennehmen, können wir damit eine sehr stabile Pyramide errichten. Aus meiner ärztlichen Erfahrung der letzten 25 Jahre darf ich behaupten, dass zwei Drittel aller Angststörungen bei konsequenter Befolgung der Hausaufgaben über unsere **Ost-Route** zu bewältigen sind.

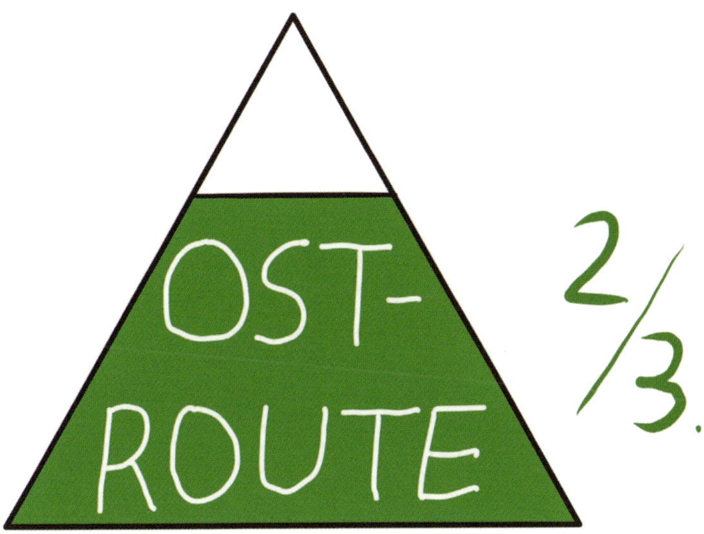

DIE WEST-ROUTE

Für das restliche Drittel nehmen wir den Weg direkt über die „Angst-Mauer“. Ist die Angst einmal so dominant im Leben, dass man sie gar nicht mehr auszublenden vermag, kann die konsequente Arbeit an der Angstbewältigung in der **Psychotherapie** oder beim **Coaching** den Weg nach Rom weisen. Die Methoden hierbei sind heute fast schon unüberschaubar.

Repräsentativ möchte ich zwei davon vorstellen, zumal sie meistens die Basis anderer Methoden bilden und auch von jenen Psychotherapeuten praktiziert werden, mit denen ich seit Jahren zusammenarbeite: das **NLP** (Neuro-Linguistisches Programmieren) und die **kognitive Verhaltenstherapie**. In einigen Fällen von Angststörungen kann es sehr sinnvoll sein, westliche Medikamente (sogenannte **Psychopharmaka**) einzunehmen. Um Ihnen die Angst vor diesen zu nehmen, möchte ich Ihnen ihre Wirkweise erklären.

Als *Arzt der Ost-Route* sind mir natürlich pflanzliche Medikamente lieber. Daher beschäftige ich mich schon seit Jahren mit unseren **westlichen Kräutern** und bringe Ihnen hier als Teil der West-Route auch jene Mischungen nahe, mit denen ich bei Angststörungen in den letzten Jahren sehr gute Erfahrungen gemacht habe. Die West-Route hat also ebenfalls Pflanzen zur Verfügung.

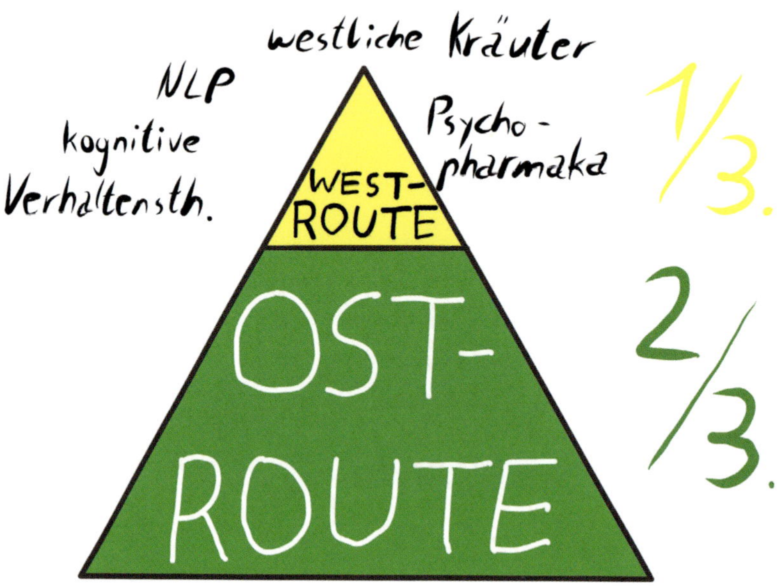

Leider gibt es in der Medizin so etwas wie hundert Prozent nicht. Wenn also trotzdem einmal aufgrund der Angst *der Hut brennt* oder *unser Vulkan ausbricht*, ist es gut, wenn man weiß, wo der Notfallkoffer steht, an wen man sich wenden kann und wer einem am schnellsten wieder heraushilft. Daher gibt es in diesem Buch nach der West-Route („Über die Mauer") und der Ost-Route („In die andere Richtung") auch noch das Kapitel „Die Pyramide und der Notfallkoffer".

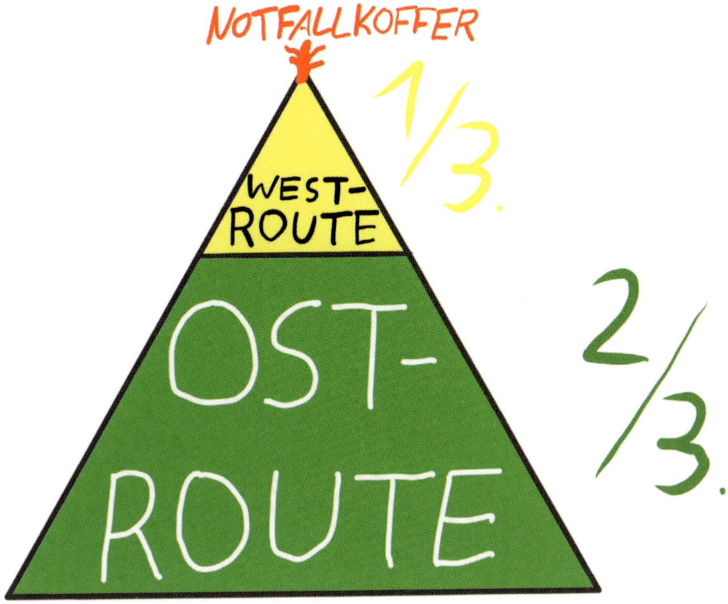

Stress,
Wut, Trauer,
Depression, Zwänge,
Schwindel, Erschöpfung,
Enge, Herzschmerz,
Herzklopfen, Kälte,
Zittern, Kribbeln,
Atemnot, Kopfschmerz,
. . .

ÜBER *die* MAUER

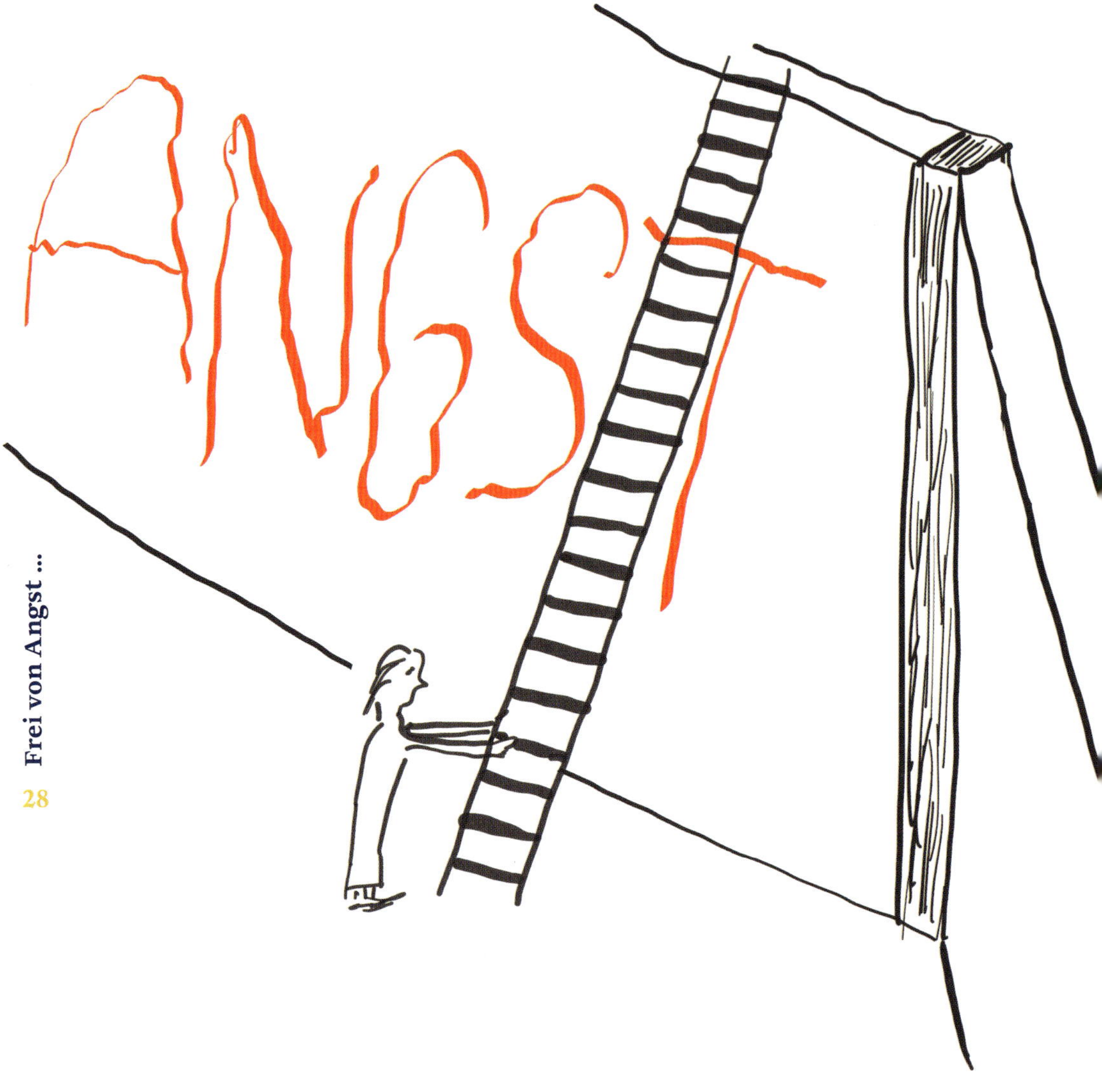
ANGST

ANGST

Angst ist ein Gefühl, welches im limbischen System des Gehirns, genauer gesagt in der Amygdala, dem Mandelkern, entsteht, und uns vor einer bevorstehenden Gefahr warnt. Beim limbischen System handelt es sich um einen sehr alten Teil des Gehirns, der auch schon bei viel einfacheren Lebewesen als dem Menschen vorhanden war. Die Gefühle gelangen als Nervenimpulse unter anderem zum Hypothalamus, einer Art Schaltstation des Gehirns, und werden dann in der Hypophyse in Hormone übersetzt. Diese gelangen durch das Blut in den gesamten Körper und lösen dort Reaktionen aus. Gefühle wie Angst beeinflussen auch unser Denken, indem sie auf den Großhirnvorderlappen einwirken. Dort findet unser Denken statt.

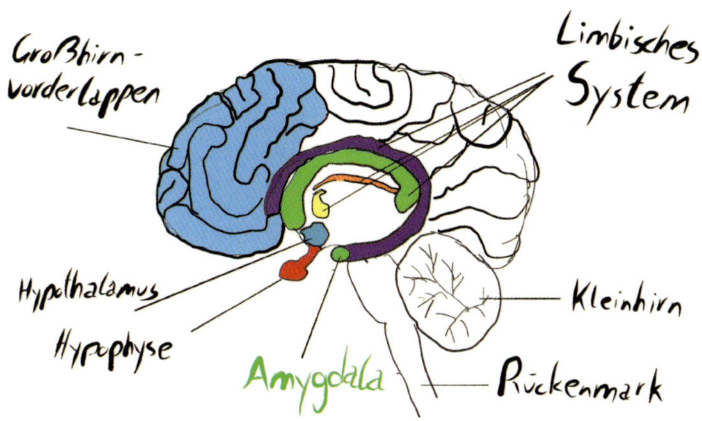

Angst geht davon aus, dass eine Gefahr *auf jeden Fall* Wirklichkeit wird. Ist die Gefahr real, so ist die Angst begründet. Befinden wir uns zum Beispiel in einem Haus, das zu brennen beginnt, hilft uns die Angst, so schnell wie möglich aus dem Haus herauszukommen. Es läuft dann ein uraltes, durch die Evolution gesteuertes Programm ab. Erst wenn wir

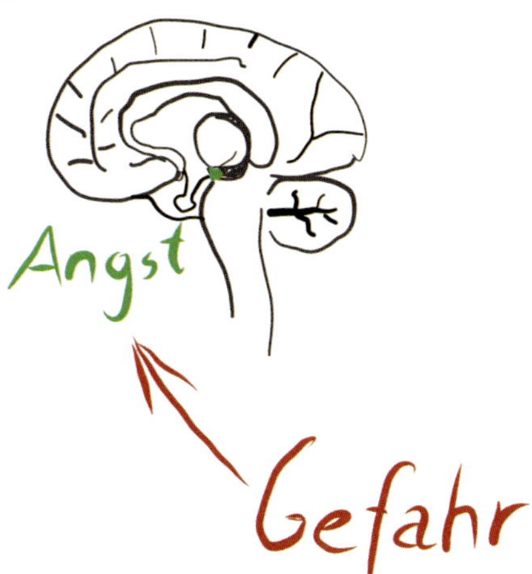

aus der Gefahrenzone entkommen sind, merken wir – noch zittrig am ganzen Körper –, wie schnell unser Herz klopft, wie stark wir geschwitzt haben und wie aufgeregt wir sind. Oft wissen wir gar nicht mehr, wie wir überhaupt aus dem Haus herausgekommen sind.

Ist die Gefahr nicht wirklich vorhanden, so ist die Angst nicht begründet. Rein körperlich empfindet man aber alle Symptome wie bei der realen Angst. Auch geht man davon aus, dass die Gefahr *auf jeden Fall* real ist. Doch die Gefahr existiert dann einzig in der Fantasie.

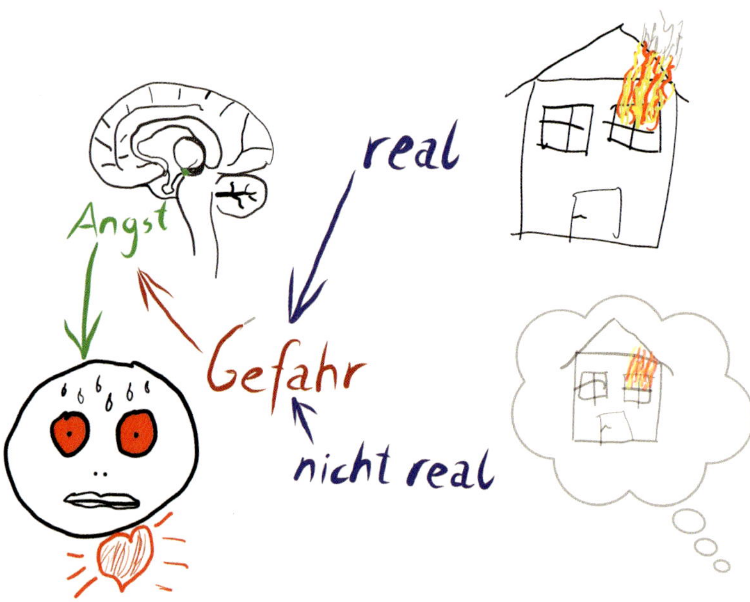

Das, was man bei Angst körperlich erlebt, kann sehr vielfältig sein. Das umfasst die reine Stressreaktion mit schnellem Herzschlag, schneller Atmung, starkem Schwitzen und großer Wachheit mit der alleinigen Fokussierung auf „Wegrennen oder Kämpfen", *flight or fight*, wie es auf Englisch heißt. Die Angst ermöglicht es uns, fast Übermenschliches zu leisten, um das eigene Leben oder das anderer zu schützen und zu retten. Wenn die Gefahr real ist und die Angst somit gerechtfertigt, ist sie ein geniales Mittel der Evolution, um der Gefahr zu entgehen.

Andere Menschen erleben gleichzeitig mit der Angst eine Vielzahl an Gefühlen, zum Beispiel Aggression und Wut, Trauer und Traurigkeit, Depression und Leere, Unsicherheit und Kontrollzwang sowie viele körperliche Symptome wie etwa die folgenden: Schwindel, Gangunsicherheit, Müdigkeit, Erschöpfung, Engegefühl in der Brust, Herzschmerzen, Herzklopfen, Übelkeit, Heißhunger, Mundtrockenheit, Muskelkrämpfe, Kältegefühl, Zittern, Muskelschmerzen, Kribbelgefühle in Armen und Beinen, schnelle oder erschwerte Atmung, Durchfall, Harndrang, Stuhldrang, Kopfschmerzen, Blähbauch, Magenschmerzen, Rötungen der Haut, Hautjucken oder Infektneigung.

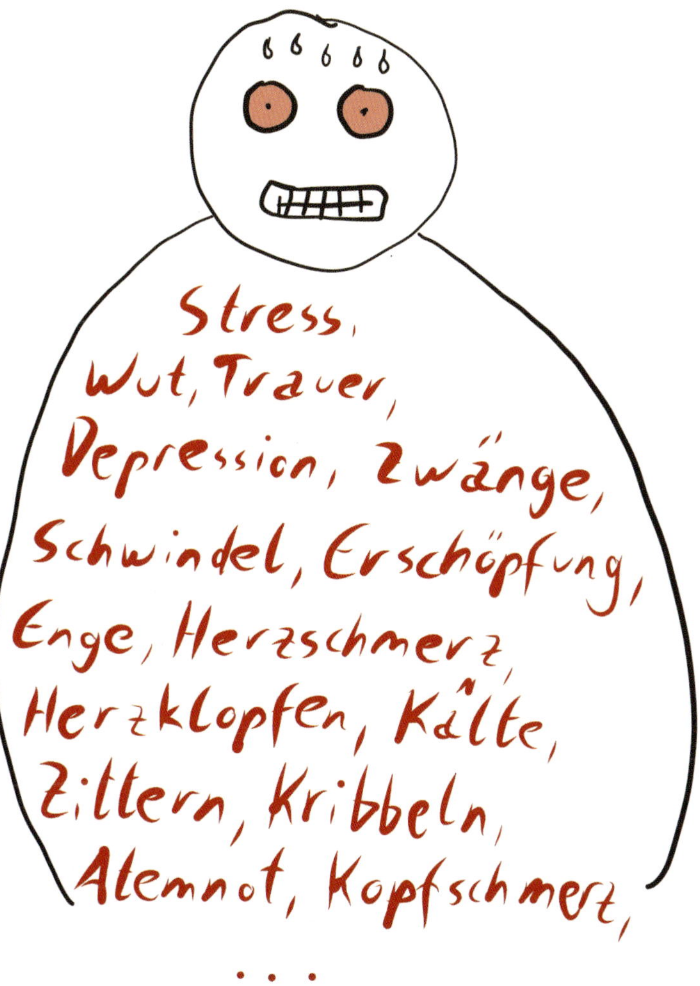
Stress,
Wut, Trauer,
Depression, Zwänge,
Schwindel, Erschöpfung,
Enge, Herzschmerz,
Herzklopfen, Kälte,
Zittern, Kribbeln,
Atemnot, Kopfschmerz,
...

Die Liste ließe sich noch lange fortsetzen. All diese Beschwerden sind unproblematisch, wenn die Gefahr real war, man nicht mehr in der Gefahrenzone ist und wenn sie ebenfalls wieder verschwinden. Wenn. Falls jedoch die Gefahr *nicht real* war und all diese Beschwerden auftreten, weiß man auch nie bestimmt, ob man außerhalb der Gefahrenzone ist, wann die Beschwerden verschwinden oder wieder auftreten. Dann nämlich handelt es sich um eine **Angststörung**. Man unterscheidet hier die **Angstneurose** von der **Phobie**.

Die **Angstneurose** (oder generalisierte Angststörung) beschreibt einen Erkrankungszustand, in dem es um eine generelle Angstneigung mit entsprechenden Fantasien, Zwangsgedanken und all den körperlichen Symptomen geht.

Bei den **Phobien** ist die Angst auf bestimmte Objekte und Situationen gerichtet. Folgende Phobien treten häufig auf: Sozialphobie (Angst in der Gegenwart von Menschen), Agoraphobie (Angst auf großen Plätzen), Klaustrophobie (Angst in engen Räumen), Erythrophobie (Angst vor dem Erröten), Zoophobie (Angst vor verschiedenen Tieren wie Spinnen, Schlangen, Käfern oder Ratten) sowie Prüfungsangst und Flugangst.

Die Angstneurose zählt zu den häufigsten psychischen Erkrankungen in unseren Breiten. Aufgrund der körperlichen Beschwerden landet man damit aber vor allem bei einem Allgemeinmediziner und Internisten. Wenn dann körperlich „nichts herauskommt“, wird man schließlich an einen Psychiater verwiesen, der dann die richtige Diagnose stellt.

Manche Angststörungen treten auch als sogenannte **Panikattacke** auf. Hier überwiegen die akuten Beschwerden, dic sich körperlich wie ein Herzinfarkt oder ein Asthmaanfall anfühlen. Menschen mit Panikattacken haben Todesangst, jetzt sofort zu sterben.

Der Übergang zwischen Angstneurose, Phobie und Panikattacke ist fließend und die Ausprägung der Angststörung kann sich auch über die Zeit verändern.

REAKTIONEN AUF ANGST

Angriff: Da Angst bei Tieren genauso auftritt wie bei Menschen, kann man sie im Tierreich gut studieren. Nehmen Sie zum Beispiel einen Hund. Hat ein Hund Angst und fühlt sich gleichzeitig bedroht, kann er angreifen und zubeißen. Wir nennen ihn dann **Angstbeißer**.

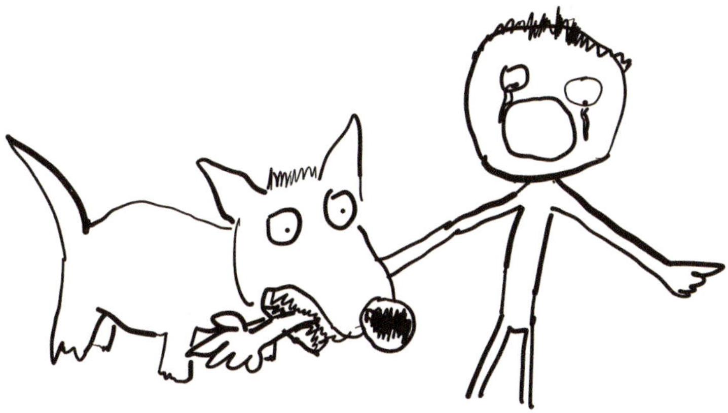

Flucht: Eine andere Möglichkeit, auf Angst zu reagieren, ist die Flucht. Dabei läuft das Tier – oder beim Menschen: das Tier in uns – so schnell es kann vor der Gefahr davon und dreht sich oft erst dann um, wenn diese schon lange vorbei ist. Lieber länger laufen, dann ist man auf der sicheren Seite ...

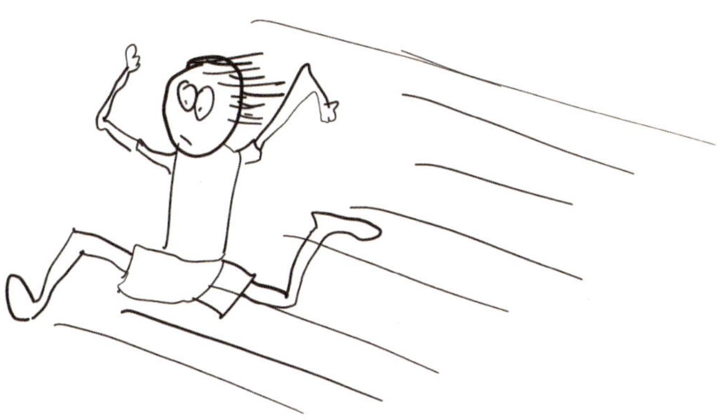

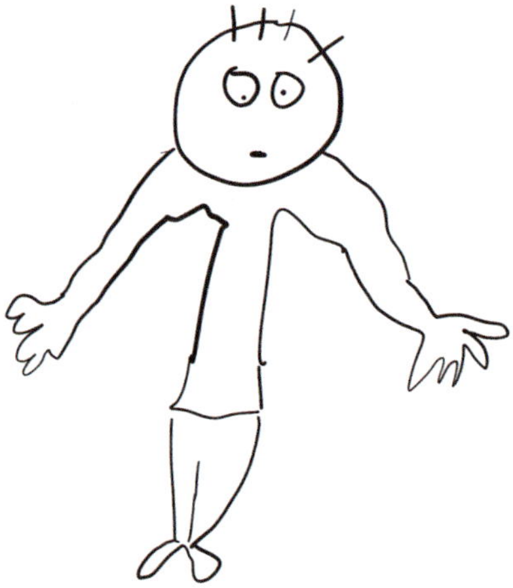

Erstarren: Man kann der Angst auch mit Erstarren begegnen. Dabei ist die natürliche Reaktion von Fluchttieren, in Gefahr vollkommen still zu verharren und eventuell sogar die Luft anzuhalten. So verschmilzt man am ehesten mit der Umgebung und wird *unsichtbar*.

Schutzsuche: Tritt eine große Gefahr auf – bei Fluchttieren zum Beispiel der Angriff durch ein Raubtier – führt einen die Angst zurück in die Herde beziehungsweise unter Gleichgesinnte. Tiere und Menschen nehmen Zuflucht bei ranghöheren, stärkeren Artgenossen oder versuchen, in der Menge unterzutauchen.

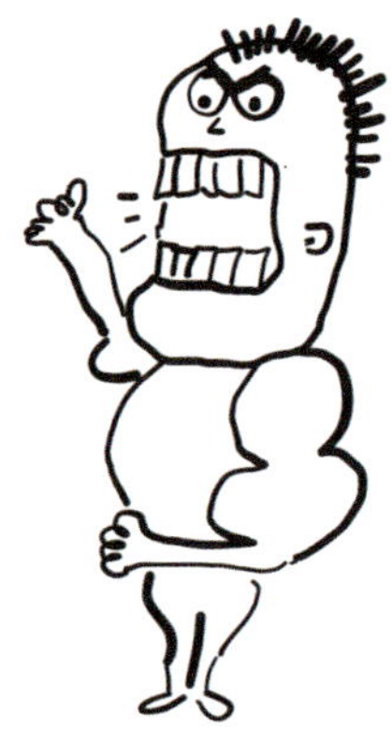

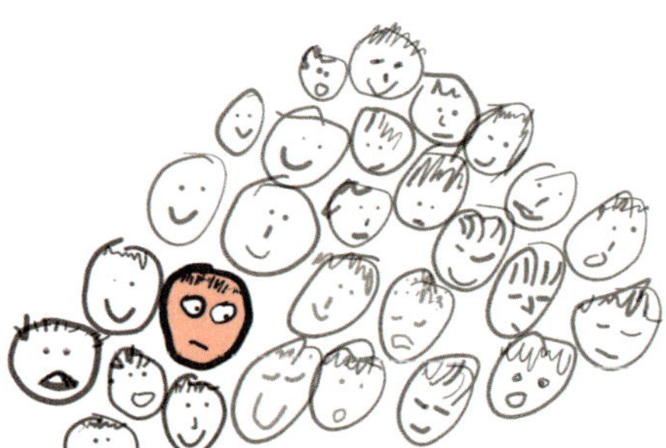

ANGST HAT EINEN SINN

Beim Tier: Angst ist ein überlebensnotwendiger Instinkt. Durch die Angst bringen sich Tiere bei Gefahr in Sicherheit, angegriffene Tiere mobilisieren all ihre Reserven, um den Kampf des Überlebens zu gewinnen. Angst lehrt das Jungtier, bei der Mutter zu bleiben. Angst hält das Rudel zusammen, weil es Sicherheit gegen Angreifer bietet. Angst bewahrt Tiere davor, einen Kampf zu riskieren, wenn der Gegner offensichtlich viel stärker ist. Angst lehrt von klein auf, allen Gefahren des Lebens aus dem Weg zu gehen und damit das geschlechtsreife Alter zu erreichen. Angst sichert somit das Überleben der Art.

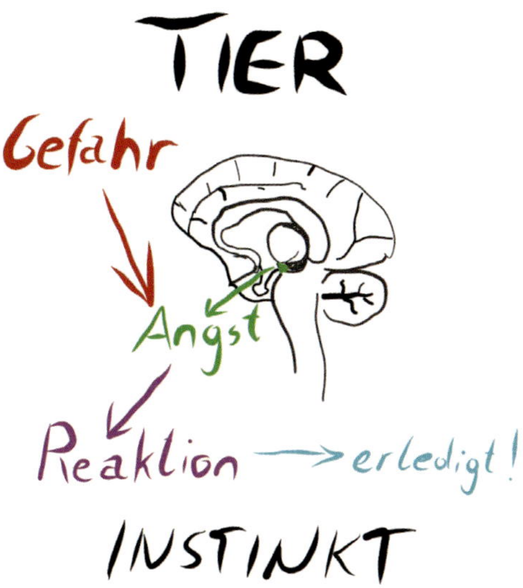

Angst ist beim Tier ein Instinkt, den es als bedrohliches Gefühl erlebt und wodurch es ohne weitere Überlegung handelt. Nach der Handlung ist die Angst vorbei. Der Lehrmeister der Angst ist die Erfahrung.

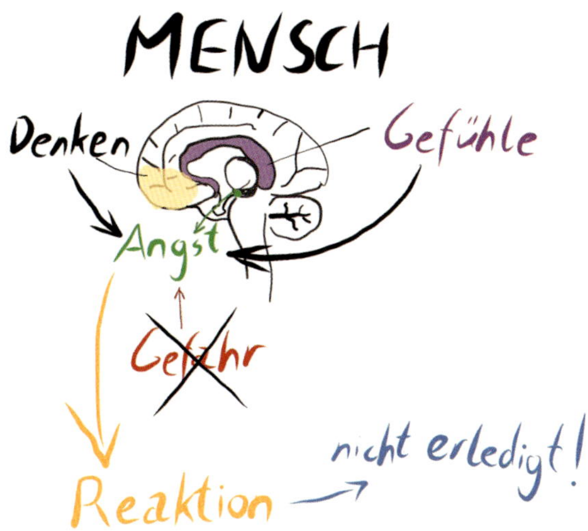

Beim Menschen: Angst ist ein überlebensnotwendiges Gefühl. Auch beim Menschen ist Angst als Instinkt angelegt und leitet schon kleine Kinder an, nicht unvorsichtig zu sein, die Nähe der Mutter zu suchen, keine Kämpfe zu fechten, wenn der Gegner erschreckend stark zu sein scheint. Doch je älter das Kind wird, desto mehr übernimmt das Denken die Funktion, Lehrmeister der Angst zu sein. Auf einmal tritt Angst nicht nur bei realer Gefahr auf, sondern

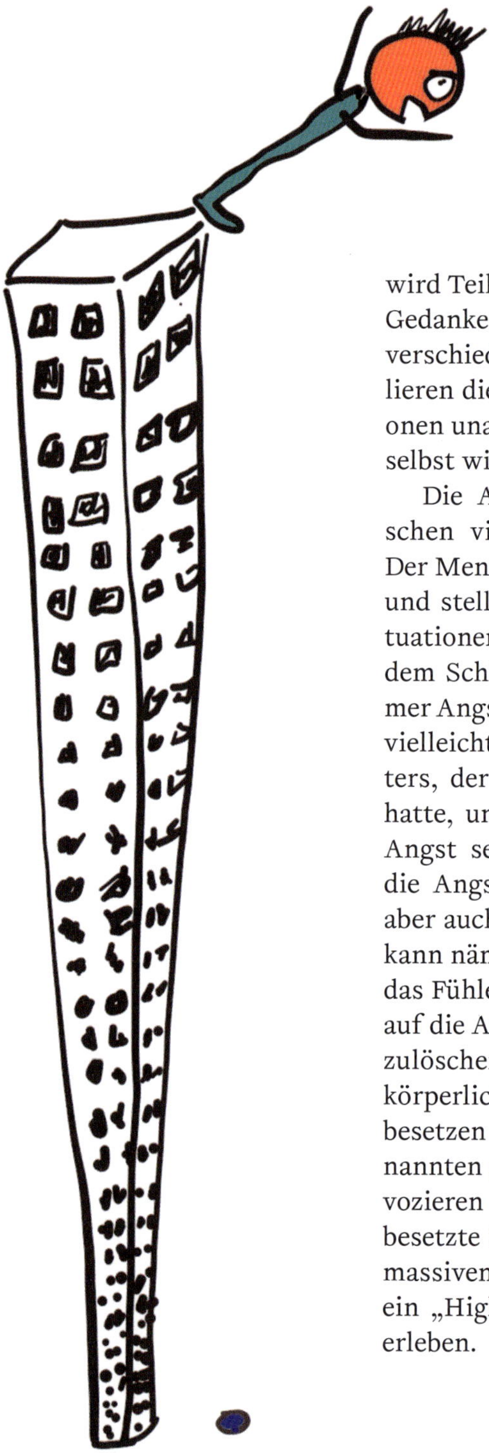

wird Teil einer erdachten Wirklichkeit. Gedanken, Vorschriften, Lehrsätze und verschiedene andere Gefühle manipulieren die Angst und lassen die Reaktionen unangemessen werden. Die Angst selbst wird zur Gefahr.

Die Angstreaktion ist beim Menschen viel komplexer als beim Tier. Der Mensch denkt über die Angst nach und stellt sie sich auch in anderen Situationen vor. Dadurch kommt er zu dem Schluss, dass man eigentlich immer Angst haben kann. Er erinnert sich vielleicht an den Glaubenssatz des Vaters, der immer schon davor gewarnt hatte, und so dreht sich das Rad der Angst selbstständig weiter. Das, was die Angst am Laufen hält, lässt sich aber auch in der Therapie nützen. Man kann nämlich bewusst das Denken und das Fühlen verändern, um die Reaktion auf die Angst abzuschwächen und auszulöschen. Wie sehr man Angst und die körperlichen Reaktionen darauf positiv besetzen kann, lehren uns die sogenannten **Adrenalinjunkies**. Diese provozieren bewusst gefährliche, angstbesetzte Situationen, um mit Hilfe der massiven Stressreaktionen im Körper ein „High“, ein emotionales Hoch, zu erleben.

ANGST WILL UNS BESCHÜTZEN

Denken Sie an eine junge Mutter, die noch nie in ihrem Leben Ängste gehabt hat. Jetzt, wo sie die Verantwortung für ein anderes Leben – für ihr Kind – trägt, ist sie auf einmal mit Ängsten wie zum Beispiel Höhenangst oder Flugangst konfrontiert. Damit will der Körper der jungen Mutter sagen: „Bitte riskiere nichts im Leben, was deine junge Familie gefährden könnte!" Die Angst beschützt. Oder denken Sie an einen sechzigjährigen Mann, der beginnende Gelenkprobleme hat und sich auf einmal nicht mehr traut, Wege auf dem Berg zu gehen, die er schon 40 Jahre lang gegangen ist. Die Angst will ihn beschützen, nicht abzustürzen.

Angst zeigt uns unsere Grenzen auf, in denen wir uns sicher bewegen können. Die Kunst ist es, diese Angst als Wegweiser und Geschenk zu sehen, aber nicht als Bedrohung.

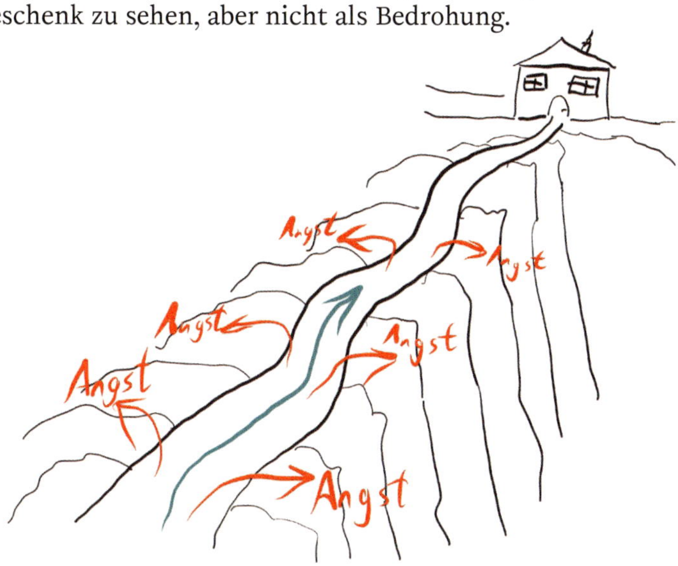

ANGST IN UNSERER GESELLSCHAFT

Angst ist ein sehr klarer Wegweiser, denn sie bedeutet für uns, dass eine Gefahr droht. Jeder will Gefahren vermeiden – außer unseren Adrenalinjunkies. Wer es schafft, eine Gefahr real erscheinen zu lassen, kann sich der Angst der Menschen sicher sein und diese nutzen. Denken Sie an Religionen, die die Angst vor dem Tod und der Hölle nutzen, um ihren Regeln – zum Beispiel den Zehn Geboten des Alten Testaments – Nachdruck zu verleihen. Denken Sie an die Angst vor der

Strafe, wenn Sie mit dem Auto zu schnell fahren. Denken Sie an die Angst vor dem Sterben, wenn es gilt, Ihnen eine Therapieform gegen eine Krankheit schmackhaft zu machen. Denken Sie an die Angst vor einer COVID-Infektion, welche Ihnen die Politiker jedes Mal vor Augen halten, wenn es gilt, Maßnahmen wie Gesichtsschutz, Abstandsregeln oder ein Versammlungsverbot durchzusetzen. *Angst wirkt. Angst verkauft.*

Die Angst vor einer Krankheit kann die Umsätze verschiedenster Firmen steigern. Die Angst vor Verletzung wird Sie eine optimale Schutzkleidung kaufen lassen. Die Angst um Ihre Familie wird Sie alles Menschenmögliche machen und bezahlen lassen. Angst wirkt immer. Alle von uns kennen Sätze wie „Wehe, wenn Sie das nicht tun!“, „Sie müssen das machen, sonst droht Ihnen der Tod!“, „Sie werden schon sehen, was Sie dann haben!“, „Jeder von uns wird bald jemanden kennen, der daran gestorben ist!“, „Du kannst doch dein Kind nicht allein den Schulweg gehen lassen, das ist gefährlich!“ oder „Was da alles passieren kann, wenn …“.

Wir werden nie in einer angstfreien Gesellschaft leben. Leider. Aber wir sollten Angst nicht als legitimes Werkzeug der Politik und der Gesellschaft akzeptieren. Statt Angst zu verbreiten, sollten wir Vertrauen säen, statt Angst zu schüren, sollten wir uns und anderen mehr zutrauen, statt zu bestrafen, sollten wir mehr belohnen und motivieren. Eine moderne Gesellschaft sollte modernere Werkzeuge verwenden, nämlich Aufklärung, Vertrauen, Bestärkung, Motivation und Gemeinschaftssinn. So viel dazu.

URSACHEN FÜR VERMEHRTE ÄNGSTE

Wenn vermehrte Ängste auftreten, kann dies eine rein körperliche Ursache haben oder auch psychisch erlernt worden sein. *Rein körperlich* bedeutet, dass die Amygdala, der Mandelkern, genetisch bedingt einfach mehr Angstgefühle produzieren kann. Das kann einerseits der Fall sein, wenn im Gehirn erregende Botenstoffe wie Noradrenalin überwiegen, wodurch das Gehirn mehr Stress hat, was wiederum zu Angst führt. Im Gehirn können andererseits auch weniger ausgleichende und stabilisierende Botenstoffe wie Serotonin vorhanden sein. Das Gehirn ist dann depressiv und so kommt es leichter zu Ängstlichkeit und Angst (siehe auch Kapitel „Medikamentöse

Therapie“). Die Angststörung kann dann eine Art Erbkrankheit sein wie jede andere ererbte Krankheit auch.

Viel häufiger ist die Angststörung aber *angelernt*. Man hat herausgefunden, dass Menschen mit vermehrten Ängsten sehr häufig überbehütet aufgewachsen sind. Als Kinder durften sie beim Spielen kein Risiko eingehen und alle Situationen, in denen nur geringste Gefahren lauern hätten können, wurden vermieden. Ängstliche Eltern trauen ihren Kindern weniger zu, weshalb sie dann nur schlecht lernen, Risiken selbst einzuschätzen. Das dürfte aber ein Thema unserer gesamten Gesellschaft sein.

Zu meiner Zeit als Kind haben sich Eltern generell viel weniger Sorgen um ihre Kinder gemacht. Die Kinder sind früher zumeist mit dem Leben der Eltern „einfach mitgelaufen“. Meine Eltern wussten zum Beispiel die meiste Zeit nicht genau, wo ich war. „Spielen mit den Freunden“ war Wissen genug, egal ob ich allein im Wald unterwegs, mit dem Fahrrad oder auf dem Fußballplatz war. Der Schulweg musste ohnehin allein bewältigt werden. Heute ist es für junge Eltern, vor allem in den Städten, oft undenkbar, nicht jede Minute zu wissen, wo ihr Kind gerade ist. Kontrolle ersetzt Vertrauen und fördert damit nicht nur die Ängstlichkeit der Kinder, sondern auch die der Eltern und bringt diese permanent unter Stress und Druck. „Das Gegenteil von gut ist gut gemeint“, fällt mir hierzu ein. Heutige Eltern meinen es natürlich sehr gut, wollen alles richtig machen und vergleichen auch permanent, wie es denn andere machen. Das führt jedoch leider auch zu mehr Stress für Eltern und Kinder.

Die Ursache für eine **Phobie** ist meist ein konkretes Erlebnis. Zum Beispiel erlebt man das Fahren in einem Aufzug einmalig als sehr bedrohlich und entwickelt deshalb eine Klaustrophobie. Wenn man es dann konsequent vermeidet, mit dem Aufzug zu fahren, kann sich dadurch eine Angststörung entwickeln. Die Situation nochmals zu erleben, aber diesmal ohne Angst und ohne körperliche Reaktionen, wäre die Heilung, die man durch diese konsequente Vermeidung aber niemals erlebt.

Allein das Wort „Aufzug“ und die Vorstellung davon bedeuten dann schon Angst und werden mit den empfundenen körperlichen Reaktionen wie Herzklopfen, Beklemmung und Todesangst gleichgesetzt. Durch Verallgemeinerung wird die Angst, die man im Aufzug erlebt hat, in der Fantasie auf alle engen Räume übertragen, vielleicht sogar auf Menschen, die dieses Engegefühl auch auslösen können, wenn sie einem nahekommen. So kann sich die einfache Phobie zu einer Sozialphobie auswachsen und schließlich zu einer allgemeinen Angststörung mit „Angst vor der Angst“. Der Fantasie sind keine Grenzen gesetzt.

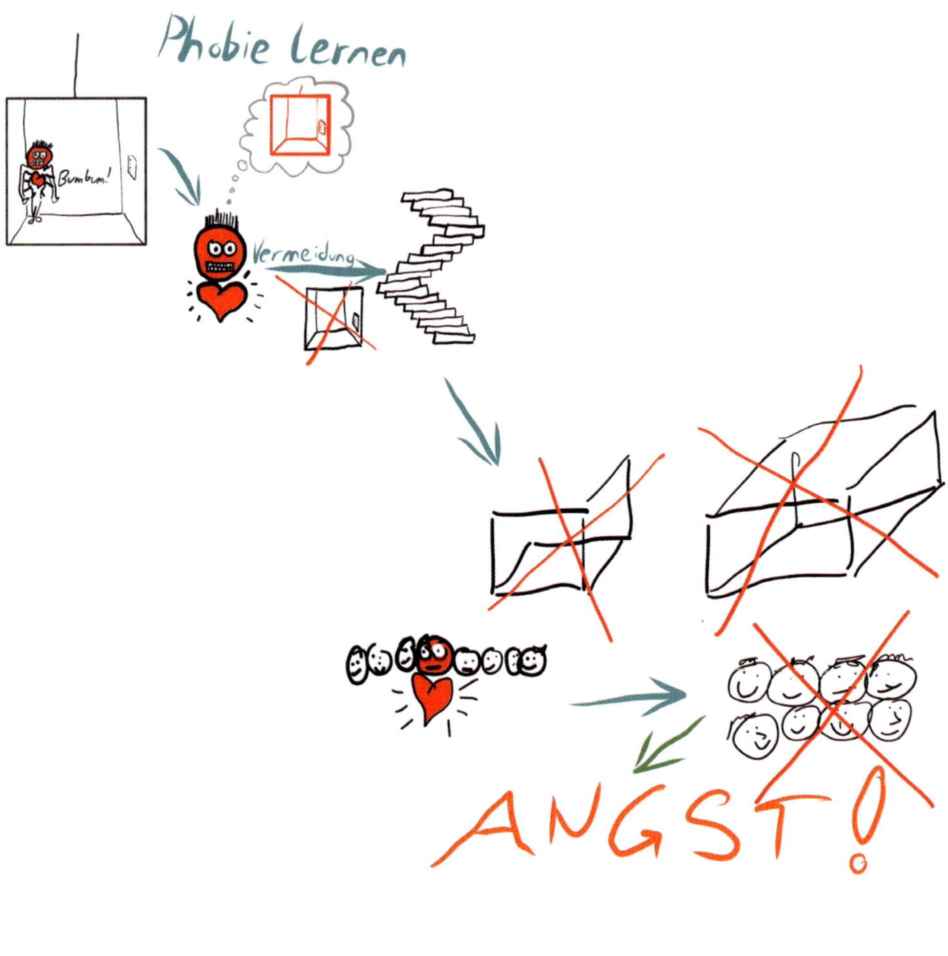

WAS PASSIERT BEI ANGST IM KÖRPER?

Eine **Angststörung** wird meist durch eine konkrete Situation ausgelöst, welche als gefährlich oder bedrohlich wahrgenommen wird. Dabei kann die Gefahr real sein oder nur in der Fantasie existieren. Im Moment der Gefahr läuft der Körper auf Hochtouren, zeigt Symptome einer akuten Stressreaktion mit Herzklopfen, schneller Atmung und Schweißausbruch und bringt sich aus der Gefahrenzone oder kämpft gegen die Gefahr an. Der Kopf rast oder ist leer von Gedanken, die Gefühle fahren Achterbahn. Dann ist die bedrohliche Situation vorbei.

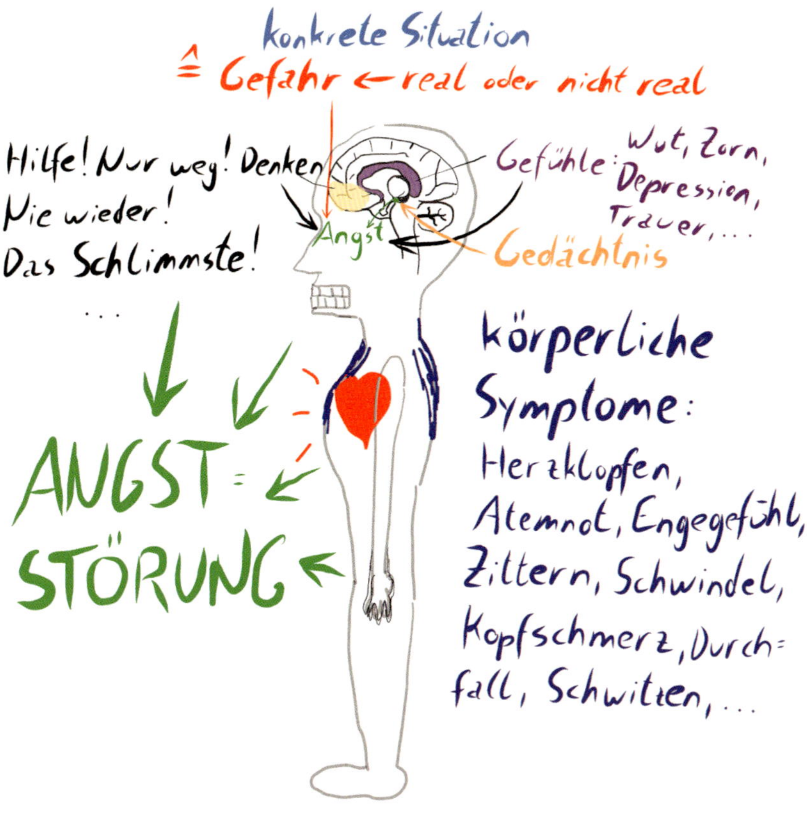

Jetzt geht das Denken erst so richtig los. Gefühle werden durch die Gedanken als „unerträglich“ oder „furchtbar“ bewertet und dieses Gesamtpaket wird nun im Gehirn abgespeichert. Wie praktisch, dass Gedanken mit starker Emotion gleich in der Amygdala gespeichert werden können, dort, wo sich auch der Wohnsitz der Angst befindet.

Von Angststörung spricht man dann, wenn die Angst das eigene Leben dominiert und ein normaler Alltag nur sehr eingeschränkt möglich ist. Das Leben kann dann so ablaufen, dass man täglich alles daransetzt, keinesfalls in eine Situation zu gelangen, die angstbehaftet ist.

Dieser **Vermeidungsalltag** schränkt die persönliche Freiheit so ein, dass jedes Gefühl, jeder Schritt, jede Handlung und jede Entscheidung von der Angst vor der Gefahr geprägt ist. Wenn man niemanden hat, der einem aus dieser Situation heraushilft, drängt einen die Angst unweigerlich in die **soziale Isolation**.

Was kann man also tun, um aus diesem Teufelskreis auszubrechen?

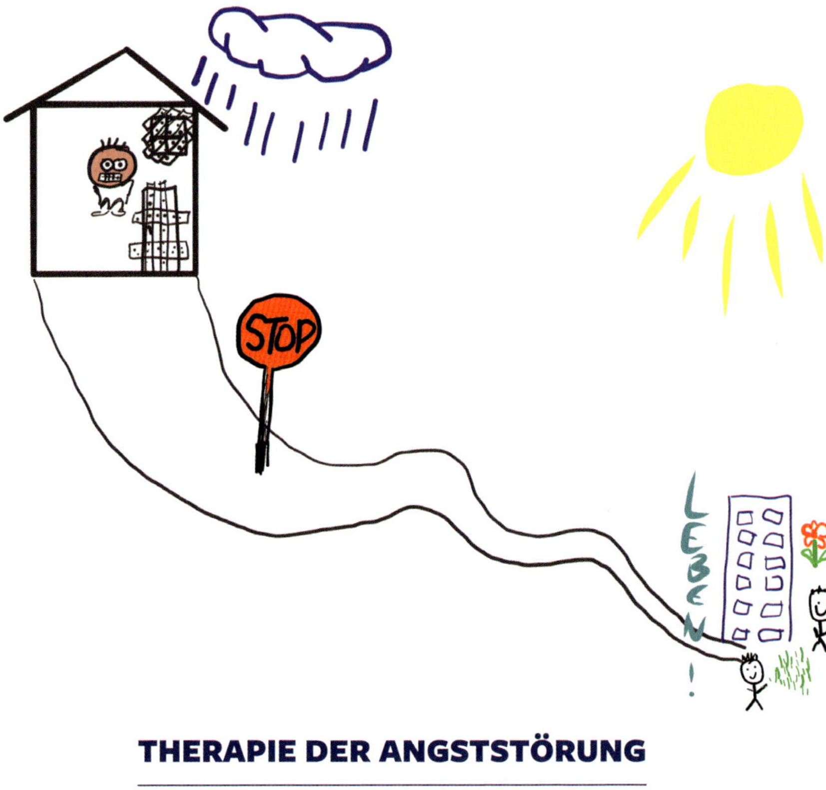

THERAPIE DER ANGSTSTÖRUNG

Wir können an jeder einzelnen Komponente der Angststörung, so wie sie in einem Menschen abläuft, ansetzen: an der Situation, am Denken, an den Gefühlen, am Gedächtnis, am Gehirn als Ganzes und an den körperlichen Symptomen. Dabei sollte das Ziel immer sein, dass man den Alltag wieder bewältigen kann und keine Angst vor einer Situation zu haben braucht, die wieder alte Ängste auslösen kann.

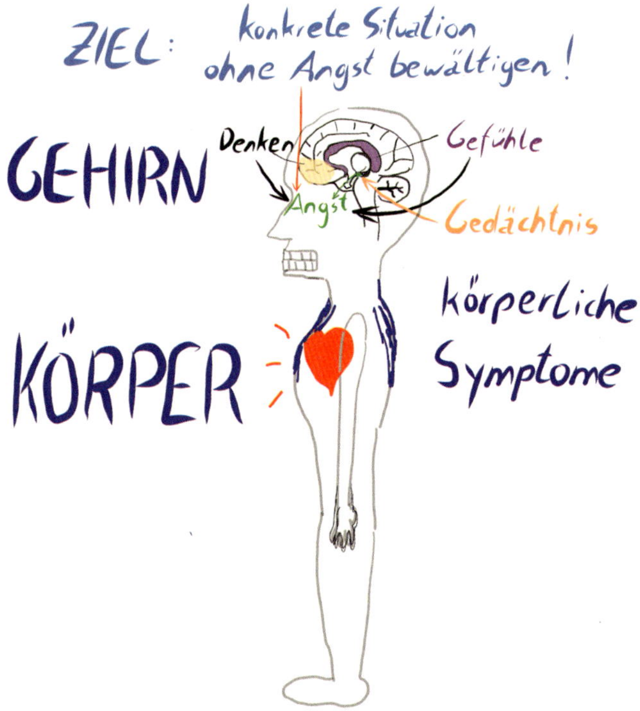

NLP

Alle „Angst-Ratgeber“, die derzeit auf dem Markt sind, beschäftigen sich mit dem Gehirn und der „Neuprogrammierung“ der Gedanken. Durch diese Neuprogrammierung verändert man die eingefahrenen Bahnen des Gehirns und ersetzt sie durch neue, was die moderne Hirnforschung auch nachweisen kann. Um in der Computersprache zu sprechen: Mit Hilfe der Software „Denken“ lässt sich die Hardware „Gehirn“ umbauen.

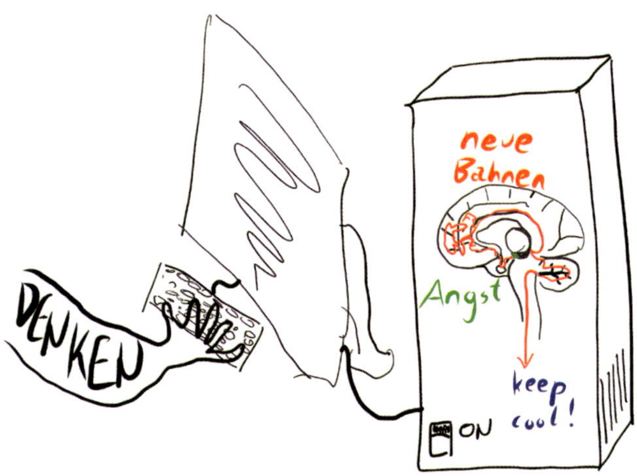

Alle kursierenden – mit neuen Gewändern versehenen – Theorien gehen auf **NLP** zurück. Das **Neuro-Linguistische Programmieren**, kurz **NLP**, wurde in den 1970er-Jahren von Richard Bandler und John Grinder entwickelt. Dabei sollen Vorgänge im Gehirn („Neuro-") mit Hilfe von Sprache („Linguistisch") sowie klaren Handlungs- und Denkanweisungen geändert werden. Typische Anweisungen des NLP, um Angst loszuwerden, können sein:

- Stellen Sie sich vor, wie Ihr Leben wäre, wenn Sie keine Angst hätten und es richtig perfekt laufen würde.
- Formulieren Sie Ihre Gedanken immer ohne Verneinung. Denken Sie also statt „Mir geht es schlecht" zum Beispiel „Mir geht es schon besser als gestern".
- Nehmen Sie sich täglich Zeit, um positive Sätze zu formulieren, die Ihnen helfen, sich gut zu fühlen, wie zum Beispiel „Mir geht es gut", „Ich bin glücklich" oder „Ich habe alles, was ich brauche". Wiederholen Sie diese Sätze und spüren Sie die positive Wirkung in Ihrem Körper. Diese Sätze sind Ihre **persönlichen Kraftsätze**.
- Wenn Sie zum Beispiel Angst haben, mit dem Aufzug zu fahren, formulieren Sie einen Satz wie „Ich liebe es, mit dem Aufzug zu fahren und gleich an meinem Ziel anzukommen, ohne all die Stiegen hinaufsteigen zu müssen".
- Machen Sie sich in Ihrem Alltag bewusst, was Sie täglich Wunderbares erleben dürfen, zum Beispiel mit Sätzen wie „Ich koche mir täglich mein Lieblingsessen", „Abends genieße ich es, bei einem Gläschen Wein ein gutes Buch zu lesen".
- Wenn Sie Angst haben, Menschen zu treffen, machen Sie sich bewusst, dass Sie diesen einen guten Freund, diese eine gute Freundin haben, der oder die immer für Sie da ist und hinter Ihnen steht. Pflegen Sie den Kontakt mit Menschen, die Ihnen guttun.
- Machen Sie sich bewusst, was für ein Glück es ist, in diesem wunderbaren Land ohne existenzielle Sorgen leben zu dürfen.
- Wenn Sie zum Beispiel in der Arbeit Ängste haben, formulieren Sie für sich den Satz: „Ich habe so ein Glück, Arbeit zu haben und dann auch noch eine, die mir wirklich Spaß macht."

Die Idee dahinter ist, die Gedanken und damit auch die Gefühle in Richtung einer positiven Lebenseinstellung zu leiten. Wenn man sich im eigenen Leben gedanklich mit Freude und Glück umgibt, ist es nur eine Frage der Zeit, bis sich Freude und Glück auch tatsächlich einstellen. Dabei ist es wichtig, Sätze nicht einfach zu sagen oder zu denken, sondern sie sich auch vorzustellen, damit das Positive mehr Raum in Ihrem Gehirn bekommt. So kann man mit der Zeit alles, was einem tagtäglich im Leben passiert, als etwas Positives ansehen. Dabei werden angsterfüllte Situationen in der Vorstellung so lange positiv umgedeutet und visualisiert, bis man sich der angstbesetzten Situation stellt und diese ohne Angst bewältigt. Mit den **eigenen Kraftsätzen** gewappnet, die man sich in Gedanken vorsagt – und am besten in Begleitung eines Vertrauten – lässt sich dieses Ziel gut erreichen. Dann gilt es zu üben, also die Situation immer und immer wieder zu durchleben und sie dabei positiv wahrzunehmen. Damit verändern Sie die Erinnerung und lösen sich von dem einen – bereits vergangenen – angstbesetzten Ereignis.

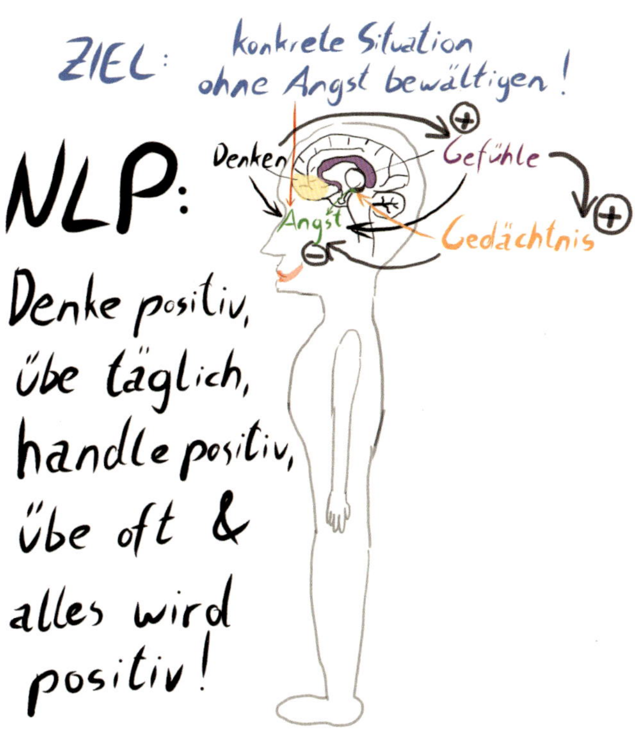

Kognitive Verhaltenstherapie

Prinzipiell bietet die westliche Psychiatrie bei Angststörung sowohl eine Medikamententherapie (Psychopharmaka) als auch die Psychotherapie an. Dabei ist interessant, dass die jeweiligen Psychiater ihr persönliches Angebot überbewerten: Psychiater, welche bei Angst Medikamente aufschreiben, halten Medikamente für viel wichtiger als Psychotherapie. Psychiater, die bei Angst wiederum Psychotherapie anbieten, halten Psychotherapie für viel wichtiger als Medikamente. Was Studien alles ans Licht bringen ... Tatsache ist, dass beides wirkt, die Psychotherapie aber sicherlich deutlich weniger Nebenwirkungen hat.

Bei der Psychotherapie ist vor allem die **kognitive Verhaltenstherapie** hervorzuheben. Der Begriff „kognitiv" kommt von dem lateinischen Wort „cognoscere" und bedeutet „erkennen". Die Idee der kognitiven Verhaltenstherapie ist es, sich über die eigenen Gedanken und Vorstellungen klar zu werden und sie, sofern sie falsch sind, als „falsch" zu erkennen. Durch diese Erkenntnis werden Veränderungen der eigenen Gefühle und damit des Verhaltens bewirkt.

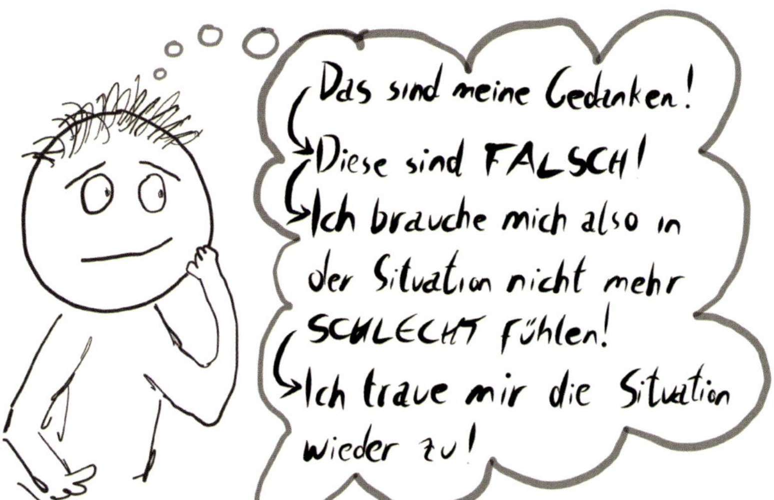
Das sind meine Gedanken!
Diese sind FALSCH!
Ich brauche mich also in der Situation nicht mehr SCHLECHT fühlen!
Ich traue mir die Situation wieder zu!

Nehmen wir als Beispiel jemanden, der im Gesicht stark errötet, wenn er unter Menschen geht. Er denkt sich dann Sätze wie diese: „Ich werde rot im Gesicht. Dann sehen mich ALLE an und lachen über mich", „Sie finden mich lächerlich". Weil diese Gedanken für ihn aber so real sind, entwickelt sich eine Phobie vor dem Erröten (Erythrophobie) und als Vermeidungsstrategie geht er nicht mehr unter Menschen. In der Therapie lernt er, dass solche Gedanken falsch sind und dass überhaupt niemand über ihn lacht oder ihn lächerlich findet. Er lernt sogar, dass er auf andere Menschen attraktiv wirkt, wenn er errötet. So traut er sich bald wieder unter Menschen und nach einer Zeit errötet er gar nicht mehr.

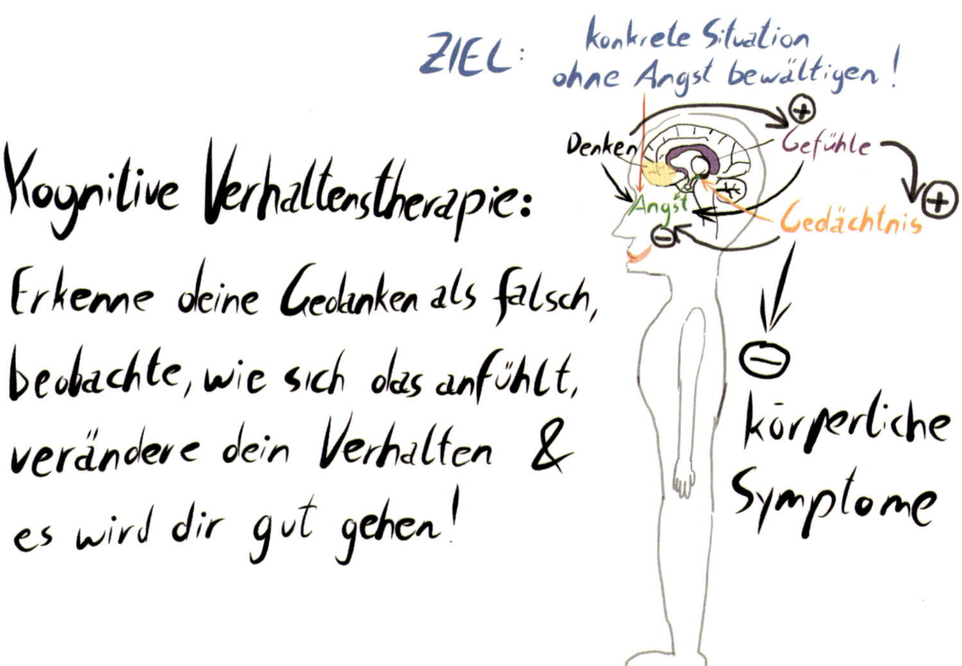

Eine typische Therapie läuft folgendermaßen ab: Zu Beginn der Therapie wird dem Patienten genau erklärt, was Angst ist und dass körperliche Symptome wie Herzklopfen, Schwitzen, Atemlosigkeit und Erröten normal sind. Wenn man einmal all das, was im Körper passiert, versteht, bekommt man mehr Vertrauen in den eigenen Körper. Dann wird die Situation, in der die Angst auftritt, genau analysiert und hinterfragt, ob es eine reale Gefahr gibt. Wenn der Patient dann erkennt, dass es gar keine Gefahr gibt und dass diese nur in seiner Fantasie existiert, verändert sich schon sehr viel in seiner Gefühlswelt. Die Erinnerung an die schlimme Situation kann so neu interpretiert werden.

Hilfreich ist auch das Führen eines „Angsttagebuches“, um die Situationen, in denen Angst auftritt, besser analysieren zu können. Nach der Analyse des Vermeidungsverhaltens und des Erkennens, dass die Angst gar nicht notwendig ist, löst die Logik im Kopf des Patienten die Verstrickungen aus Gefühlen und falschen Gedanken mit falsch interpretierten Erinnerungen auf. So kann sich der Patient schön langsam an die Gefahrensituation herantasten, immer in Begleitung einer Vertrauensperson. Ziel erreicht!

Medikamentöse Therapie

In der Neurologie, der Nervenheilkunde, geht man davon aus, dass Angst einem Ungleichgewicht verschiedener Botenstoffe im Gehirn – sogenannter Neurotransmitter – speziell in der Amygdala, dem Mandelkern, entspricht:

So hat vor allem der Botenstoff **Noradrenalin** sowohl eine erregende als auch eine hemmende Funktion im Gehirn. Noradrenalin unterstützt die Stressreaktion im Gehirn für die Aktivierung von Flucht oder Kampf und fördert die Aufmerksamkeit und die Motivation.

Serotonin, ein ebenfalls erregender und auch hemmender Botenstoff, beeinflusst fast alle Hirnfunktionen, die für Stimmung, Appetit, Sexualverhalten und Schlaf-Wach-Rhythmus zuständig sind.

GABA (Gamma-Amino-Buttersäure) ist der wichtigste Botenstoff im Gehirn. Es ist ein allgemeiner Hemmer, der die Funktion anderer Nervenzellen unterdrückt und als „körpereigenes Beruhigungsmittel“ gilt.

Glutamat ist der wichtigste erregende Neurotransmitter im Gehirn. Es ist an fast allen Gehirnfunktionen beteiligt, vor allem an der Sinneswahrnehmung, der Steuerung von Bewegung, beim Lernen und beim Gedächtnis.

Acetylcholin wirkt vornehmlich erregend im Gehirn und ist wichtig für das Lernen und den Antrieb.

Medikamente, die Angst auflösen, werden als **Anxiolytika** bezeichnet. Der schönste Traum eines Menschen mit Ängsten ist es wohl, eine Pille zu schlucken und die Ängste sind weg.

Diese Pille gibt es tatsächlich, doch sie ist kein harmloses Medikament. Dabei handelt es sich um sogenannte **Benzodiazepine**. Eine Tablette Xanor®, Lexotanil®, ein paar Tropfen Psychopax® und Sie sind im siebten Himmel. Benzodiazepi-

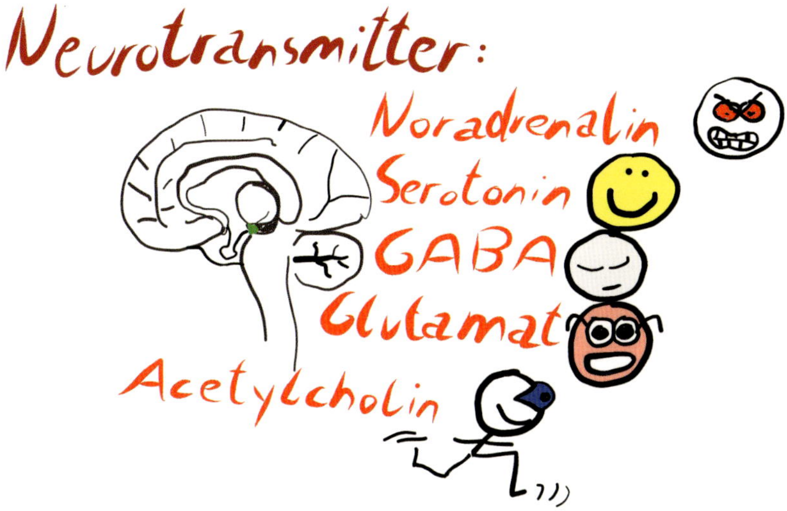

ne alias Benzos aktivieren GABA und damit das körpereigene Beruhigungsmittel, auch Sedativum genannt. Leider gewöhnt sich das Gehirn sehr schnell an die Gabe und so muss man ständig die Dosis erhöhen, um die gleiche Wirkung zu erzielen. Angst gegen Sucht zu tauschen, ist kein gutes Geschäft. Seit Studien ergeben haben, dass Benzos höchstwahrscheinlich die Demenzentstehung fördern, werden sie noch vorsichtiger eingesetzt. Im akuten Zustand, in dem gar nichts anderes hilft, wird man sie heute noch einsetzen, zumal man nichts vergleichbar schnell Wirksames im Köcher hat. Außerdem werden sie gerne niedrig dosiert verwendet, bis andere Medikamente ihre volle Wirkung entfalten.

Pregabalin (zum Beispiel Lyrica®) ist ein Medikament, das ursprünglich gegen Epilepsie Verwendung fand, bis man feststellte, dass es beruhigend und angstlösend wirkt. Pregabalin dämpft den Aktivator des Gehirns, das Glutamat. Es wird gerne als Langzeitmedikament gegen Angst verwendet, da man viel leichter wieder davon wegkommt als von den Benzos.

Buspiron (zum Beispiel Buspar®) entfaltet eine komplexe Wirkung im Gehirn, vor allem aber durch die Erhöhung des Serotonins. Buspiron wird gezielt gegen die Angststörung eingesetzt.

Betarezeptorenblocker (alias β-Blocker) nehmen zum Teil Einfluss auf das Noradrenalin im Gehirn, wirken aber vor allem den Angstreaktionen im Körper mit allem, was zu einer Stressreaktion dazugehört, entgegen. β-Rezeptorenblocker sind also eine Art „körperliches Anti-Stress-Mittel". Sie verhindern bei der Angstreaktion die bedrohlich erlebten körperlichen Reaktionen wie schnelles Herzklopfen, hohen

Blutdruck, einen hochroten Kopf und starkes Schwitzen. Dadurch bremsen sie aber auch die Herzleistung und die Belastbarkeit im Alltag. Auch dürfen sie nicht bei Asthma bronchiale oder anderen verengenden Lungenerkrankungen genommen werden, weil sie sonst Atemnot auslösen.

Leider sind β-Blocker auch nicht das erhoffte Wundermittel, aber niedrig dosiert sind sie oft ein guter Begleiter. Propranolol (zum Beispiel Inderal®) ist ein spezieller β-Blocker, weil zusätzlich zu den oben beschriebenen Wirkungen auch das Angstgedächtnis direkt im Gehirn gelöscht werden soll. Dies ist wohl ein spannender Ansatz, aber leider hat auch dieser β-Blocker dieselben Einschränkungen wie alle β-Blocker.

Hydroxyzin (zum Beispiel Atarax®) ist ebenfalls ein spannendes Medikament. Es war eines der ersten Medikamente gegen Allergien, ein sogenanntes Antihistaminikum. Den Allergikern der 1970er-Jahre werden diese Medikamente noch gut in Erinnerung sein, denn es waren wunderbare Schlafmittel, ob man schlafen wollte oder nicht. Hydroxyzin wirkt dabei nicht nur gegen Histamin, den Botenstoff, der die Allergiereaktion im Körper hervorruft, sondern auch gegen Noradrenalin und gegen Acetylcholin im Gehirn. Sie brauchen aber keine Angst zu haben, Hydroxyzin hat kein Suchtpotenzial, sondern ist ein wunderbares Anti-Stress-Mittel im Körper und man fühlt sich wie im siebten Himmel, aber einfach müde.

Als einziges natürliches Mittel gegen Angststörungen wurde **Lavendelöl** (zum Beispiel Lasea®) genauer untersucht. Studien bestätigen seine angstlösende Wirkung. Lavendelöl wirkt genauso wie Benzos durch die Aktivierung von GABA, hat aber kein Suchtpotenzial und ist dafür etwas schwächer. Einen Versuch ist es – ob der fehlenden Nebenwirkungen – auf jeden Fall wert (siehe dazu auch Kapitel „Phytotherapie – westliche Pflanzenheilkunde“).

In die große Gruppe der **Antidepressiva (AD)** gehören auch die modernen Serotonin-Wiederaufnahmehemmer (zum Beispiel Cipralex®, Seroxat®), welche heute die erste Wahl in dieser Substanzgruppe sind. Durch den verminderten Abbau des Serotonins im Gehirn steht so mehr Serotonin zur Verfügung, dieses aktiviert in der Folge das Gehirn und erhellt die dunklen Winkel des limbischen Systems. **Serotoninmangel im Gehirn** ist wie eine große Erschöpfung, die sich im Kopf abspielt. Den Serotoninspiegel zu heben bedeutet, dem Gehirn wieder viel Kraft zu geben, um seine

Probleme selbst zu lösen, und dazu gehört auch die Angst. Natürlich kann man den Serotoninspiegel im Gehirn auch ganz anders anheben. Wenn aber die Talsohle des Lebens erreicht ist und man es aus eigener Kraft nicht schafft, sich zu irgendetwas im Leben aufzuraffen, kann ein modernes Antidepressivum – für eine gewisse Zeit verabreicht – der rettende Anker sein.

Nur in schwersten Fällen der **generalisierten Angststörung** wird man um starke Medikamente nicht herumkommen. Bei dieser leidet man unter ständiger Besorgtheit und Anspannung, die einen im Alltag deutlich beeinträchtigt. Dabei treten neben der ständigen Angst vor verschiedensten Dingen auch körperliche Symptome wie Herzklopfen, Schweißausbrüche und Atemnot auf.

Die generalisierte Angststörung wird mit starken Medikamenten, sogenannten **Antipsychotika** wie Quetiapin (zum Beispiel Seroquel® oder Quetialan®) behandelt. In schweren, vor allem akuten Fällen sind wir Ärzte froh, dass es dafür auch Medikamente gibt, die – sehr überlegt verabreicht – Leben retten können. Das Ziel wird immer sein, so schnell wie möglich auf Medikamente umzusteigen, die weniger Nebenwirkungen und eine geringere Beeinträchtigung der Persönlichkeitsentfaltung mit sich bringen.

Aus meiner Arztpraxis: Aus meiner persönlichen Erfahrung ist die Bekämpfung der Grundstimmung hinter der Angst die allerwichtigste Therapie. Jemandem, der Ängste hat, geht

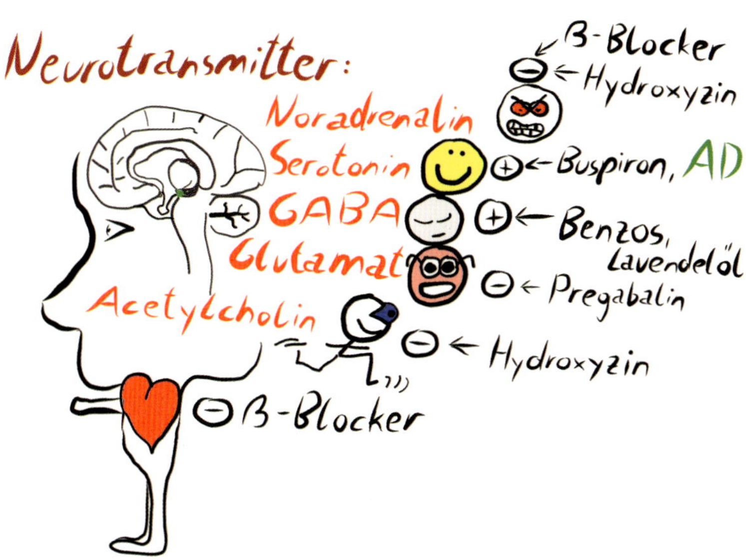

es nicht gut, er ist ständig in einer Art Alarmbereitschaft und steht dadurch fortwährend unter Strom. Dieser Dauerstress erschöpft und frustriert wahnsinnig und der Frust wiederum führt zu Niedergeschlagenheit. Zur Angst addieren sich also noch Stress, Erschöpfung und Depression. Das Ergebnis ist ein totales Chaos ALLER Neurotransmitter im Gehirn und vor allem die Abnahme unseres Smileys, des Serotonins.

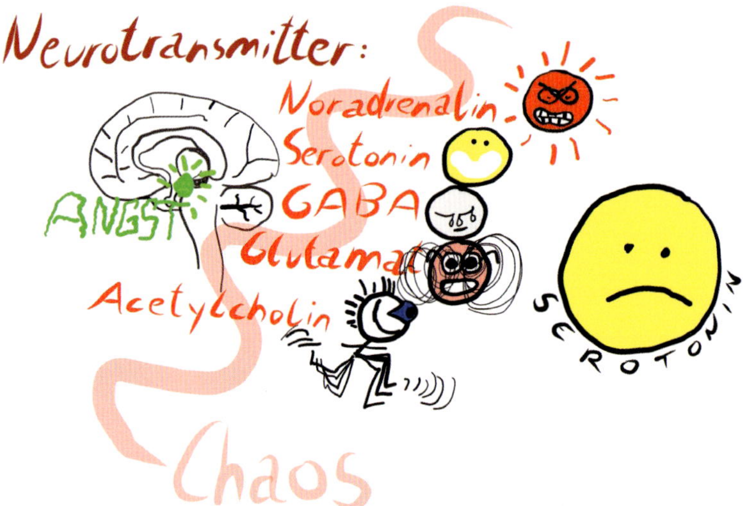

Die wichtigste Therapie ist dann, wieder lächeln zu lernen, die Mundwinkel und die hängenden Schultern zu heben sowie Kraft und Motivation zu bekommen und das Ruder des Lebens wieder in die eigenen Hände zu nehmen. Das heißt „auf Neurotransmitterisch" **Serotonin** und *westlich-medikamentös* gesprochen **ADs**, also moderne Antidepressiva zu nehmen. Passt der Serotoninspiegel im Gehirn wieder, dann stimmt auch bald alles mit den anderen Neurotransmittern und die Angstgefühle in der Amygdala werden wieder weniger.

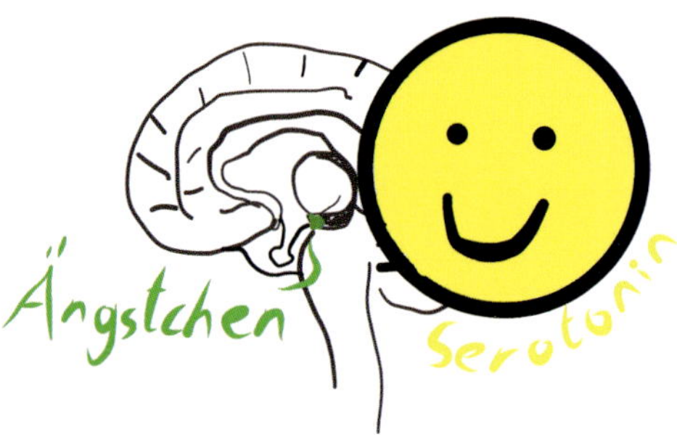

Ich darf wieder erwähnen, dass es natürlich noch ganz andere Wege gibt, um den Serotonin-Spiegel zu heben, viel wichtigere, aber dazu später.

PHYTOTHERAPIE
Westliche Pflanzenheilkunde

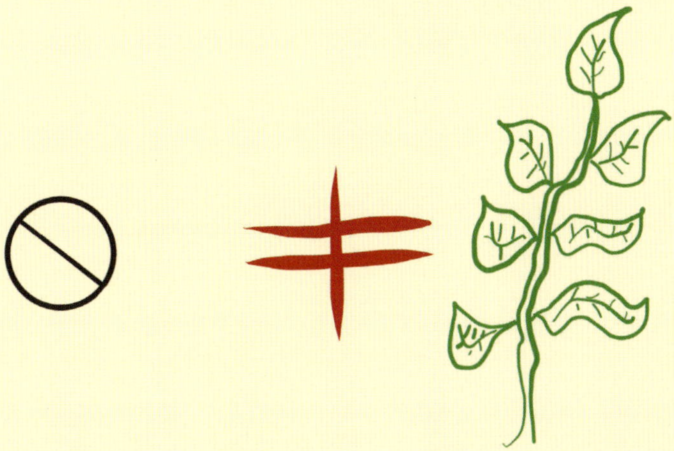

Eine Tablette aus einer Pflanze ist nicht dasselbe wie die Pflanze selbst!

Grundsätzlich muss man sagen, dass ein Medikament, nur weil es aus einer Pflanze und nicht chemisch oder biochemisch hergestellt ist, nicht von vornherein gesünder ist oder weniger Nebenwirkungen hat. Viele westliche Medikamente sind ursprünglich ja auch so entstanden, dass man Pflanzen herangezogen und sich nur einen Hauptwirkstoff daraus genommen hat. Dieser eine Wirkstoff wirkt sicher nicht mehr so, wie wenn man sich einen Tee mit der ganzen Pflanze zubereitet.

Bei Studien über Pflanzen muss man auch immer genau überprüfen, ob diese Studie *wirklich* mit der ganzen Pflanze gemacht wurde oder nur mit einem einzigen Bestandteil der Pflanze. Viele reißerische Zeitungsartikel verteufeln eine ganze Pflanze, weil eine Studie ergeben hat, dass ein Inhaltsstoff in hoher Dosierung Gesundheitsschäden verursacht hat, in einer Dosierung, in der er niemals auf natürliche Weise in der Pflanze vorkommen könnte. In Zeiten der Nachrichtenüberflutung und weil jeder seine eigenen Nachrichten weltweit digital verbreiten kann, entwerten sich Nachrichten leider selbst. Aber Sie wissen sicherlich selbst, dass es auch bei den Pflanzen viele (Nachrichten-)Enten gibt ...

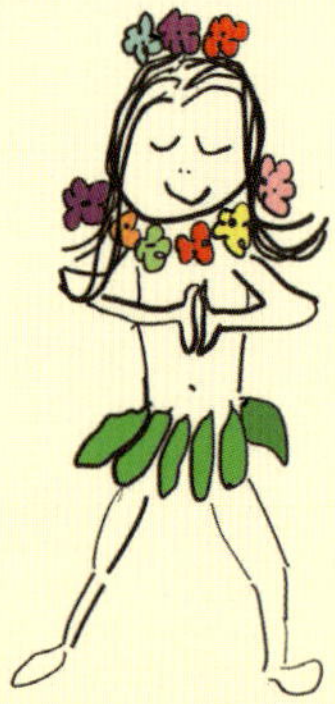

Kava-Kava, das Pflanzen-Benzo

Kava-Kava-Wurzelstock,
ein juristischer Krimi

Kava-Kava, auch Rauschpfeffer genannt, ist eine spannende Pflanze. Wahrscheinlich beheimatet in Neuguinea wird Kava-Kava auf fast allen Inseln des Pazifiks angebaut und im Rahmen von religiösen Zeremonien als Getränk – als wässriger Auszug aus der Wurzel – eingenommen. Dieses Getränk ist wohlschmeckend, erfrischend und entspannend. Bei uns hat Kava-Kava gegen Ende des vorigen Jahrhunderts eine breite Anwendung erfahren. Studien belegten die angstlösende Wirkung, die jener der Benzodiazepine sogar ebenbürtig war. Aufgrund des fehlenden Suchtpotenzials war Kava-Kava diesen auch überlegen.

Doch dann kamen die ersten Meldungen von Einzelfällen mit Leberschäden. Vermutet wird auch eine Verunreinigung der Präparate mit Schimmelpilzen, welche Leberschäden ausgelöst haben könnten. Tatsache ist, dass der Ruf von Kava-Kava, das neue Wundermittel gegen Angst zu sein, damit zerstört war. Auch wenn der direkte Zusammenhang zwischen der Einnahme eines Kava-Kava-Präparates und einer Leberschädigung bis heute nicht bewiesen wurde und Studien die Wirksamkeit von Kava-Kava belegen, wurde die Zulassung in Deutschland im Jahr 2007 vom Bundesinstitut für Arzneimittel und Medizinprodukte (kurz: BfArM) widerrufen. Auch Österreich und die Schweiz zogen mit.

2014 verurteilte das Verwaltungsgericht Köln den Widerruf von Kava-Kava-Zulassungen durch das BfArM jedoch als rechtswidrig. Dies wurde 2015 vom obersten Verfassungsgericht in Nordrhein-Westfalen bestätigt. Kava-Kava-Präparate dürfen seither also wieder verkauft werden, der Ruf von Kava-Kava ist aber nachhaltig beschädigt. Pressemeldungen, die gerne Studien aus den frühen Nullerjahren unseres Jahrhunderts zitieren und die nachfolgenden ignorieren, geben oft fälschlicherweise den Stand des Wissens vor 2007 als den heutigen aus.

Tatsache ist, dass es bei Kava-Kava, das traditionell auf den Pazifikinseln verabreicht wird, keinen Hinweis auf Leberschädigung gibt. Der Markt der angstlösenden Mittel ist hart umkämpft und hier wird – von Seiten der Pharmaindustrie – wohl mit harten Bandagen vorgegangen. Es geht immerhin um etwa 15 Prozent unserer Bevölkerung, die mittlerweile unter Ängsten leiden.

Von vielen Patienten weiß ich, wie wunderbar ausgleichend und angstlösend Kava-Kava-Präparate wirken. Um eine Wirkung erwarten zu können, sollte die Dosis von 60 bis 120 Milligramm Kavapyronen – das sind die aktiven Wirksubstanzen des Kava-Kava-Wurzelstocks – eingehalten werden. Die Tagesdosis sollte 250 Milligramm nicht übersteigen. Als Vorsichtsmaßnahme ist es zu empfehlen, die Leberwerte im Blut regelmäßig zu kontrollieren. So ist man auf der sicheren Seite. Wenn Sie dann auch noch die Berichte in der Presse über Kava-Kava verfolgen und diese dann auch noch auf ihre Richtigkeit hinterfragen, sind Sie doppelt auf der sicheren Seite.

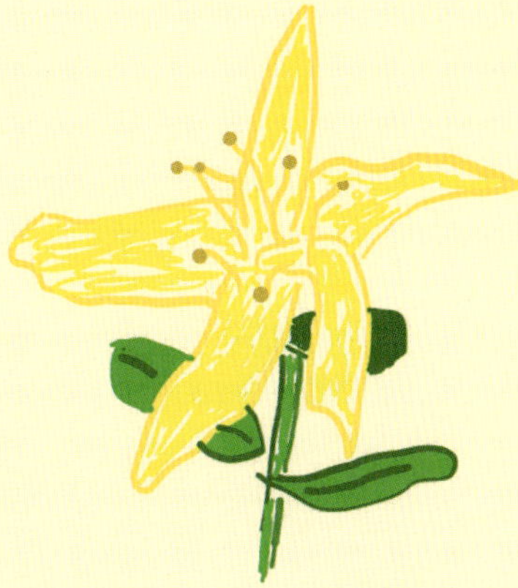

Johanniskraut,
unsere heimische Sonne

Immer wenn ich im Wald viele Johanniskrautpflanzen blühen sehe, sage ich zu den Kindern: „Seht, ein antidepressiver Wald!“ Jede Familie hat wohl so ihren eigenen Humor ...

1985 hat man wissenschaftlich entdeckt, dass Johanniskraut gegen Depressionen hilft. Damals hat die intensive Erforschung dieser Pflanze begonnen. Mittlerweile gehören Johanniskraut-Extrakte zu den wichtigsten Medikamenten für die Behandlung von leichten bis mittelschweren Depressionen.

Eine Nebenwirkung von Johanniskraut wurde vor allem medial immer wieder thematisiert: Sonnenempfindlichkeit und damit verbundene Hautausschläge. Diese Nebenwirkung geht jedoch auf eine Beobachtung im Tierreich zurück. Albino-Schafe, also Schafe, die keine Pigmente in der Haut als natürlichen Sonnenschutz bilden können, bekamen durch den Verzehr großer Mengen von Johanniskrautpflanzen sonnenbrandartige Hautausschläge.

Diese Beobachtung hat man eins zu eins auf den Menschen übertragen. Aus meiner Praxis kann ich Ihnen berichten, dass keine einzige Patientin und kein einziger Patient in all den Jahren nur einmal einen Hautausschlag auf ein handelsübliches Johanniskrautpräparat oder einen Johanniskrauttee bekommen hat. Zu Vorsicht mahne ich nur, wenn man Johanniskrautöl auf die Haut aufträgt und sich so in die Sonne setzt. Dann werden Sie tatsächlich Hautreizungen beobachten können.

Tatsächlich nicht anwenden sollte man Johanniskraut während einer Chemo- oder Bestrahlungstherapie, während der Einnahme von bestimmten Gerinnungs- und Herzmedikamenten und bei schwerer Immunschwäche. Ansonsten ist es ein sehr sicheres Präparat. Sicherheitshalber fragen Sie Ihren Arzt, ob Sie Johanniskraut zu sich nehmen können.

Johanniskraut dürfte auf die meisten Neurotransmitter Einfluss nehmen. Am bedeutsamsten ist die Erhöhung des für die Nervenzellen verfügbaren Serotonins.

Aus meiner Arztpraxis: Johanniskraut-Extrakt-Kapseln (zum Beispiel Dr. Böhm® Johanniskraut-Kapseln) haben ab einer Tagesdosis von 300 Milligramm einen positiv ausgleichenden Effekt. Meist reicht eine Tagesdosis von 425 Milligramm (es gibt Kapseln in dieser Dosierung), die im Bedarfsfall problemlos auf das Doppelte gesteigert werden kann. Wichtig ist zu beachten, dass sich die Wirkung, wie auch bei allen anderen Antidepressiva, erst nach **zwei bis drei Wochen** einstellt.

In der Zwischenzeit wird medikamentös oft auf ein Benzodiazepin zurückgegriffen. Ist diese Zeit einmal überbrückt, kehrt dann oft ganz sanft Ruhe in den Geist ein. Danach fällt es viel leichter, mit den eigenen Ängsten umzugehen. Johanniskraut schenkt einem oft den Mut, die Angst direkt anzugehen, in unserem Bild, die Mauer zu überqueren. Das kann zum Beispiel mit einer kognitiven Verhaltenstherapie oder einem Training wie NLP mit positiven Gedanken und Zuwendung zu dem Guten im eigenen Leben geschehen.

Depression ist oft vergleichbar mit einer Grube, in der man sich befindet, die man aber erst erkennt, wenn man wieder draußen ist. Um aus ihr herauszukommen, kann Johanniskraut tatsächlich von großer Bedeutung sein.

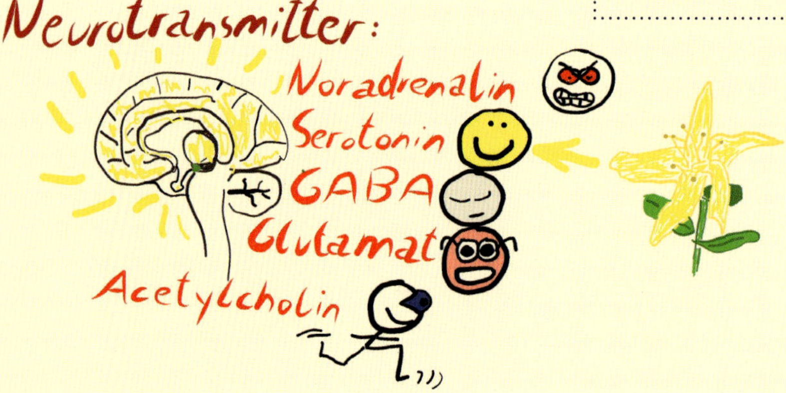

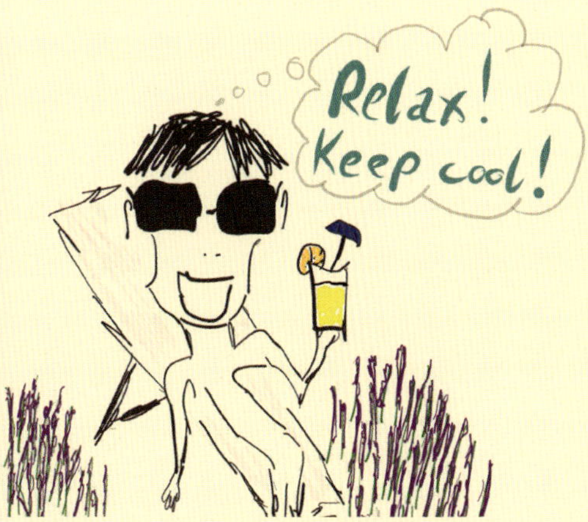

Lavendelöl,
der Duft des Südens

Wir alle kennen den wunderbaren Duft von Lavendel und den damit verbundenen Entspannungseffekt. Nun hat man in Studien nachgewiesen, dass Lavendelöl die konventionelle Schulmedizin speziell bei leichteren Angststörungen oft ersetzen kann. Wie bei Kava-Kava und den Benzodiazepinen wird auch durch Lavendelöl GABA aktiviert. Das körpereigene Beruhigungsmittel GABA lässt einen dann auf einmal alles vollkommen entspannt betrachten.

Dieser Effekt ermöglicht es, dass man in einer Angstsituation die eigenen negativen Gedanken aus einer gewissen Distanz erkennen und dann mit einem kühleren Kopf gelassener darauf reagieren kann.

Standardmäßig nimmt man eine Tagesdosis von 80 Milligramm (zum Beispiel Lasea® Weichgelatinekapseln).

Rosenwurz,
die wiederentdeckte sibirische Wurzel

Die Wurzel der Rosenwurz, der *Rosenwurzwurzelstock*, wurde schon vor Jahrhunderten in Sibirien verwendet, um den Körper und die Psyche zu kräftigen. Ende des 20. Jahrhunderts hat man diese Wurzel bei uns wiederentdeckt. Seither findet man sie in zahlreichen Präparaten (zum Beispiel Vitango® 200 Milligramm pro Filmtablette), welche als Nahrungsergänzungsmittel auf dem Markt sind. Die überzeugendste Wirkung ist jene gegen Stresssymptome, wobei Erschöpfung und Abgeschlagenheit am besten ausgeglichen werden. Als Tee wird diese Wurzel nicht konsumiert, da sie sehr bitter ist. Ihr Name leitet sich vom Rosenduft der geriebenen Wurzel ab.

Weitere *angstlösende Kräuter*

Als weitere sanft angstlösend wirkende Kräuter seien noch **Baldrian, Melisse, Hopfen** und **Passionsblume** genannt. Dabei sind mehrere Präparate, vor allem auch Kombinationspräparate (zum Beispiel Vivenox® Day), auch zusammen mit Johanniskraut (zum Beispiel Sedariston® Konzentrat Hartkapseln), im Handel. Wichtig ist, diese zunächst einmal am Abend auszuprobieren, da die Mittel auch verwendet werden, um den Schlaf zu fördern. Wenn Sie bemerken, dass bei Ihnen kein Einschlafeffekt bemerkbar ist, Sie sich aber entspannter, ausgeglichener und ruhiger fühlen, können Sie das Mittel verwenden, um sich Ihrem Alltag und Ihren Ängsten ruhiger und klarer zu stellen.

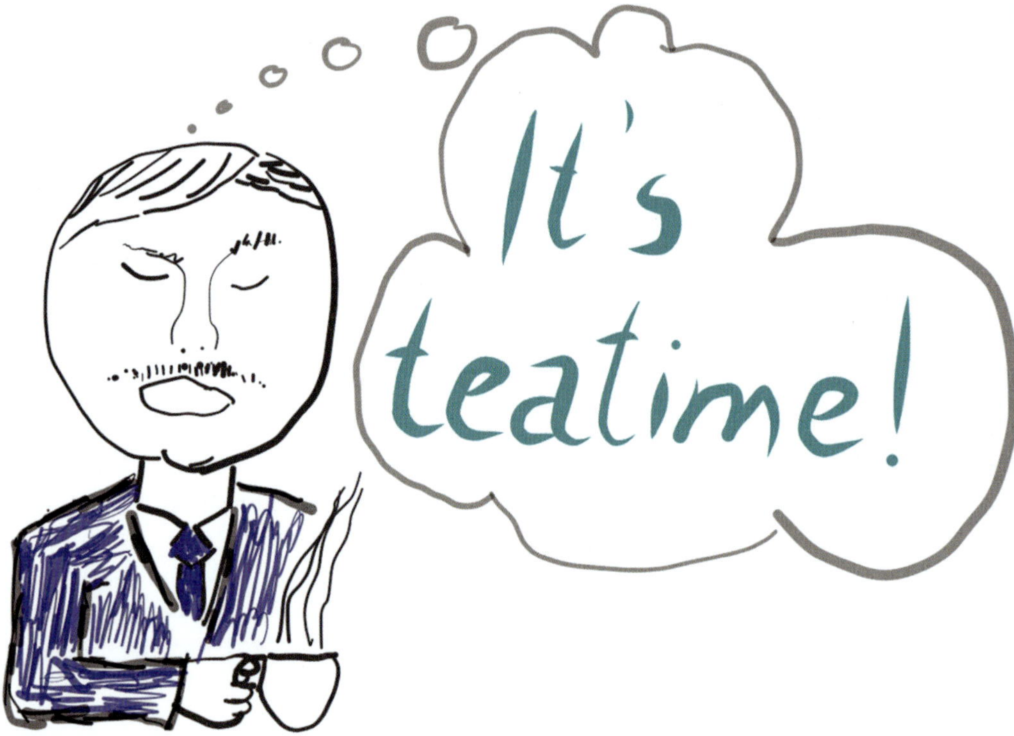
It's teatime!

WESTLICHE TEEZUBEREITUNGEN

Ein wunderbares und hilfreiches Ritual ist das regelmäßige Zubereiten und Trinken von Kräutertees. Dabei können wir uns die spannungslösende und beruhigende Wirkung so mancher heimischer Kräuter zunutze machen. Teezubereitungen haben keine Nebenwirkungen, da Sie ja immer die gesamte Pflanze (oder einen Teil davon) verwenden und nicht nur einen einzelnen Wirkstoff, wie es bei industriell verarbeiteten Pflanzenpräparaten der Fall ist.

Bitte verwenden Sie die Kräuter aus der Apotheke und nicht selbstgepflückte, außer Sie haben viel Erfahrung mit den Kräutern UND sie stammen aus Ihrem Garten. Bei den Kräutern aus der Apotheke haben Sie die Garantie, dass die Inhaltsstoffe in der korrekten Menge, aber keine Giftstoffe enthalten sind.

All diese Teemischungen erhalten Sie rezeptfrei in Ihrer Apotheke. Die bei den Formeln in Klammern angegebene Zahl ist eine Anweisung für den Apotheker, wie die Pflanzenteile zerkleinert sein sollen. Achten Sie darauf, dass Ihnen der Tee vor allem schmeckt – sonst werden Sie ihn nicht dauerhaft trinken – und einfach guttut. Eine sanfte Wirkung steht hier im Vordergrund.

Ein schönes Ritual ist es, den Tee am Morgen zu trinken, um entspannt in den Tag zu starten, und abends, um rechtzeitig vor dem Zubettgehen herunterzukommen. Wenn man den Tee auch noch mit einem schönen Buch, entspannender Musik oder einem netten Gespräch kombiniert, erfüllt er seinen Zweck doppelt.

Zur Anwendung: Trinken Sie zwei- bis viermal täglich eine Tasse. Übergießen Sie jeweils einen gehäuften Teelöffel für eine Tasse mit kochendem Wasser und lassen Sie den Tee etwa zehn Minuten ziehen. Trinken Sie den Tee warm. Sie können auch mehrere Portionen auf einmal zubereiten, in eine Thermoskanne füllen und über den Tag verteilt zu sich nehmen. Jeder Schluck ist eine „Streicheleinheit von innen". Diese Anwendung gilt auch für die Tees mit Hanf (siehe Kapitel „Hanf, Cannabis und CBD").

BERUHIGENDER TEE 1 (Species sedativae I)

Melissenblätter (11200) .... 10 g
Pfefferminzblätter .... 10 g
Bitterorangenblüten (11200) .... 10 g
Bitterorangenschale (5600) .... 10 g
Baldrianwurzel (5600) .... 60 g

Melisse beruhigt, Pfefferminze kühlt, Bitterorange entspannt und schmeckt gut, Baldrian beruhigt und entspannt.

BERUHIGENDER TEE 2 (Species sedativae II)

Hopfenzapfen .... 40 g
Melissenblätter (11200) .... 50 g
Lavendelblüten (5600) .... 10 g

Den Geschmack von Hopfen muss man mögen. Hopfen ist jener Bestandteil im Bier, der für die Entspannung und Schlafförderung zuständig ist. Melisse beruhigt, Lavendel entspannt und wirkt angstlösend. Dies ist ein wunderbar duftender (Lavendel-)Tee.

BERUHIGENDER TEE 3 (Species sedativae III)

Melissenblätter (11200) .... 40 g
Passionsblumenkraut (11200) .... 30 g
Kamillenblüten .... 20 g
Orangenblüten .... 10 g

Melisse und Passionsblume beruhigen den Geist, Kamille und Orangenblüte lösen die Spannung im Körper (Bauch und Magen). Diese Mischung ist schon rein optisch eine Entspannung. Sie schmeckt auch wunderbar und ist daher für Kinder besonders geeignet.

BERUHIGENDER TEE 4 (Species sedativae IV)

Johanniskraut (11200) .... 50 g
Melissenblätter (11200) .... 40 g
Orangenblüten .... 10 g

Johanniskraut entspannt und wirkt stimmungsaufhellend, Melisse beruhigt den Geist, Orangenblüten lösen die Spannung.

HANF, CANNABIS UND CBD

Hanf (Cannabis) ist eine Pflanzengattung innerhalb der Familie der Hanfgewächse und gilt als eine der ältesten Nutz- und Zierpflanzen der Erde. Aus den verschiedenen Teilen der Pflanze können **unterschiedliche Produkte** hergestellt werden: Seile aus den Fasern, Speiseöl aus den Samen, ätherisches Öl aus den destillierten Blättern und Blüten sowie Haschisch und Marihuana aus getrockneten Blättern, Blüten und Blütenständen.

Medizinisch interessant sind die Inhaltsstoffe, welche als **Cannabinoide** bezeichnet werden, vor allem **Tetrahydrocannabinol (THC)** und **Cannabidiol (CBD)**. Psychisch aktiv, weshalb die Pflanze als Rauschmittel verwendet wird, ist vor allem das THC. In den meisten Ländern gilt das Rauschmittel Cannabis als illegal. Die Wahrscheinlichkeit, an Schizophrenie zu erkranken, ist bei regelmäßigem Konsum als Rauschmittel um 37 Prozent erhöht. Die Anzahl der Studien, welche die direkt krebshemmende Wirkung von Cannabis zeigen, nimmt stetig zu.

Unterschreitet der THC-Gehalt in einem Hanfprodukt 0,2 %, gilt es als nicht berauschend und kann bei uns legal erworben werden. Produkte mit einem höheren THC-Gehalt können über die Apotheke bezogen werden und sind verschreibungspflichtig.

Der Konsum von CBD-Hanfprodukten ist legal und nicht berauschend. CBD wirkt beruhigend und angstlösend, löst Krämpfe und wirkt gegen Entzündungen und Übelkeit. CBD ist sehr wirksam bei chronischen Angstzuständen, chronischen Schmerzen in Muskeln und Gelenken, chronischen Kopfschmerzen, Schlafstörung und auch stimmungsaufhellend bei einer Depression.

CBD-Öle sind unbedenklich anzuwenden und beinhalten kein Suchtpotenzial. Ganz im Gegenteil, hier dürften die gesundheitsförderlichen Effekte deutlich überwiegen.

Handelsübliche CBD-Öle erhält man in einer Konzentration von 2, 5 und 10 Prozent. Je höher die Konzentration, desto teurer ist das Produkt. Die Dosierung von 2- bis 5-prozentigem CBD-Öl liegt bei 3 bis 5 Tropfen zweimal täglich. Bringen Sie es direkt auf die Zunge auf oder schlucken Sie es mit Marmelade, Dicksaft, Honig oder Ähnlichem hinunter.

Aus meiner Arztpraxis: Gute Erfahrung habe ich auch mit **Hanftee**. Handelsüblicher Hanftee ist THC-frei oder enthält weniger als 0,2 Prozent THC und ist legal erhältlich. Dabei machen wir uns speziell die angstlösende Wirkung von Hanf zunutze. Die folgenden Mischungen haben sich in meiner Praxis bewährt.

BERUHIGENDER HANFTEE

Melissenblätter .... 10 g
Pfefferminzblätter .... 10 g
Bitterorangenblüten .... 10 g
Bitterorangenschale .... 10 g
Hanf (THC-frei) .... 60 g

Dieser Tee ist beruhigend, angstlösend, wohlschmeckend und wunderschön anzusehen.

SCHLAFTEE MIT WESTLICHEN KRÄUTERN

Johanniskraut .... 30 g
Hopfen .... 30 g
Hanf (THC-frei) .... 30 g
Süßholzwurzel .... 10 g

Dieser Tee ist verfeinert mit Süßholz, um den Geschmack etwas aufzupeppen und den Magen zu entspannen. Er löst Ängstlichkeit, wirkt gegen depressive Verstimmungen, bringt den Geist wieder zur Ruhe und wirkt sanft schlaffördernd.

MAGENTEE MIT HANF

Wermutkraut .... 10 g
Schafgarbenkraut .... 20 g
Pfefferminzblätter .... 10 g
Bitterorangenschale .... 20 g
Hanf (THC-frei) .... 40 g

Dieser Tee hilft bei Angst, vor allem auch dann, wenn man Stress und Anspannung im Magen spürt und in Angstsituationen mit Bauchschmerzen und Übelkeit reagiert. Schafgarbenkraut unterstützt zusätzlich „die Substanz des Magens“ (siehe Kapitel „In die andere Richtung“) und macht ihn dadurch kräftiger.

WINDTREIBENDER TEE MIT HANF
(bei Blähungen, Bauchkrämpfen und nervösem Bauch)

Kümmel (zerstoßen) .... 15 g
Kalmuswurzel .... 15 g
Kamillenblüten .... 15 g
Melissenblätter .... 15 g
Hanf (THC-frei) .... 40 g

In diesem Tee finden sich die verdauungsunterstützenden Gewürze Kümmel und Kalmus, die beruhigende und krampflösende Kamille, die entspannende Melisse und Hanf. Er hilft bei Angst, wenn man körperlich mit Blähungen, Bauchschmerzen und Durchfall reagiert.

Der Westen kann sehr gut helfen, wenn es um Angst geht. Doch manchmal kommt man mit der konventionellen Medizin nicht weiter. Dann ist es notwendig, die Richtung zu ändern, offen zu sein für neue Anregungen und dafür, eingeschlagene Pfade zu verlassen, um wirklich etwas ändern zu können. Wichtig ist, dass Sie für Ihre Ängste die richtige Kombination aus den verschiedenen Möglichkeiten finden. Das Ziel sollte immer sein, glücklich und frei leben zu können, frei von Ängsten, frei von einschränkenden Nebenwirkungen mancher Medikamente, frei im Tun und Handeln. Darum möchte ich Sie nun einladen, einmal die Mauer der Angst hinter sich zu lassen und in die andere Richtung zu gehen.

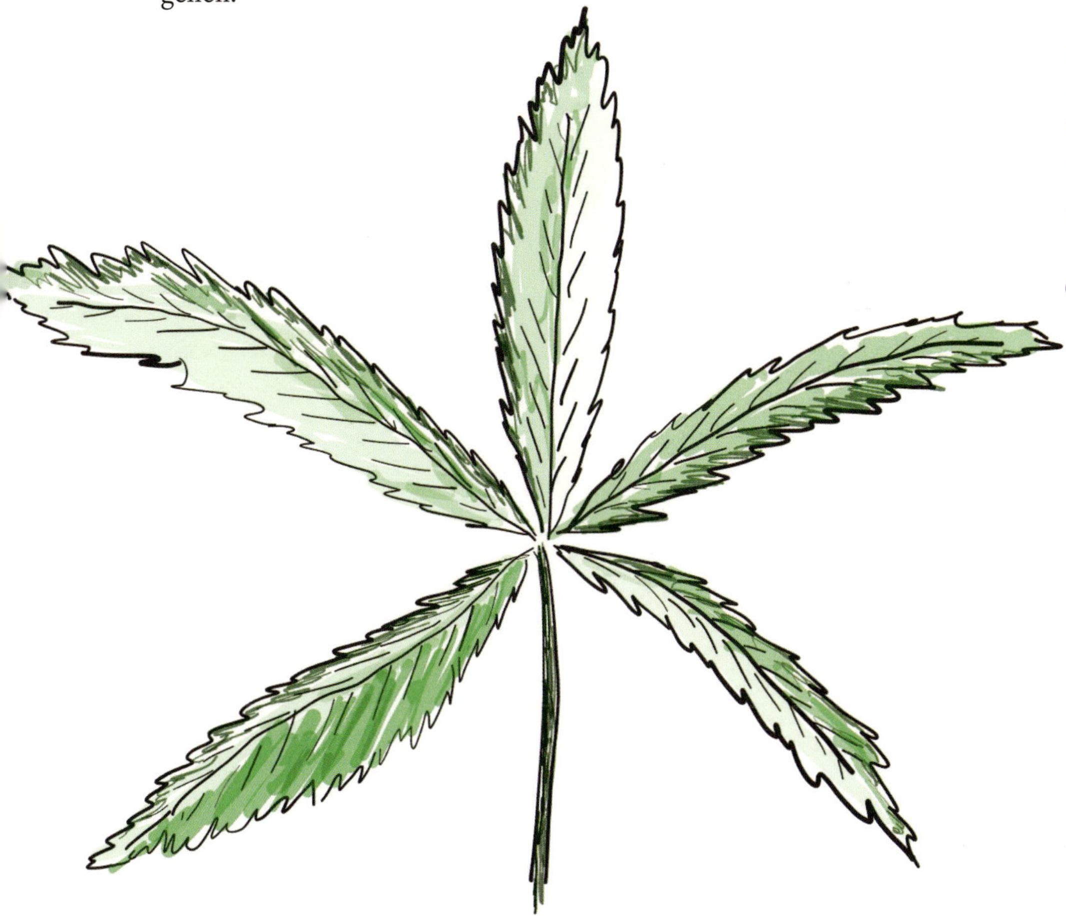

keine Angst

Lebensfreude

Klarheit

Mitte Ziel

Ideen Empatie

Verbundenheit

Platz zum Atmen?

Lunge

IN DIE *andere* RICHTUNG

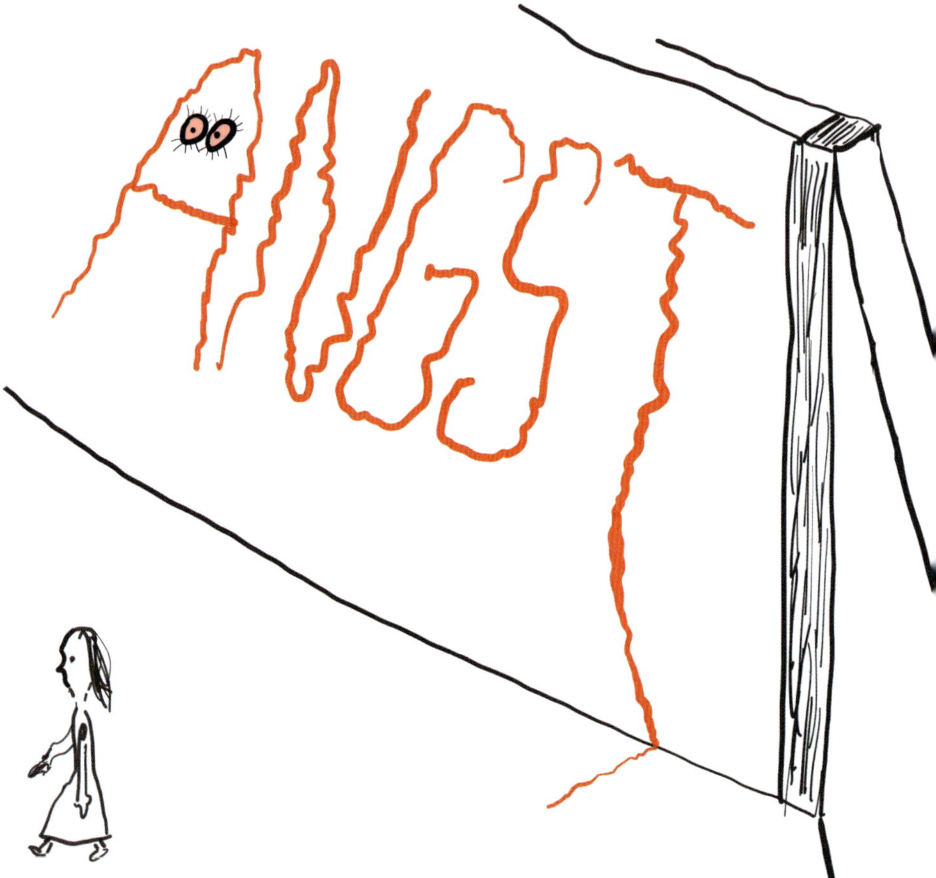
ANGST

DIE TRADITIONELLE CHINESISCHE MEDIZIN (TCM)

Die fünf Elemente

In der Traditionellen Chinesischen Medizin denken wir ein bisschen anders: Wir Menschen sind Teil der Natur. Alles in der Natur lässt sich mit den fünf Elementen Holz, Feuer, Erde, Metall und Wasser darstellen.

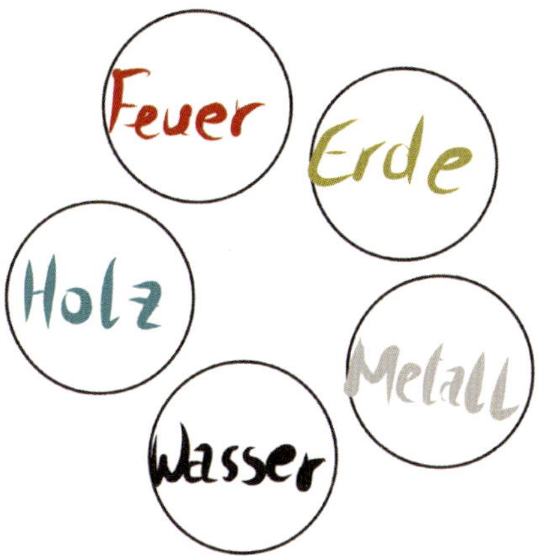

Dabei geht jedes Element in das nächste über: Holz verbrennt im Feuer und wird zu Erde (Asche). Erde bildet Metall. Aus Metall (Mineralien) entspringt Wasser. Von Wasser begossen wächst Holz. Das ist der Kreislauf der Natur.

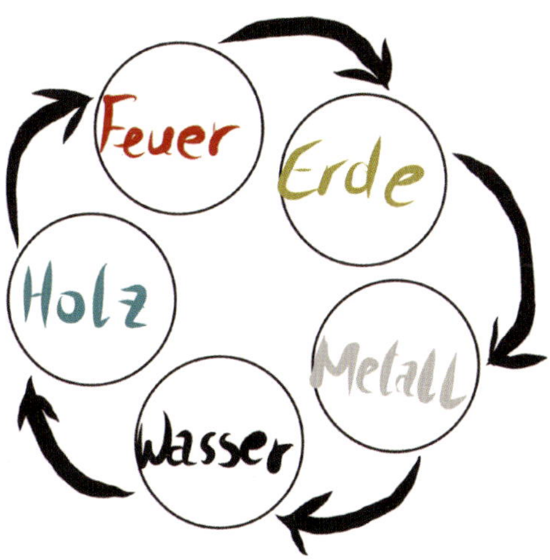

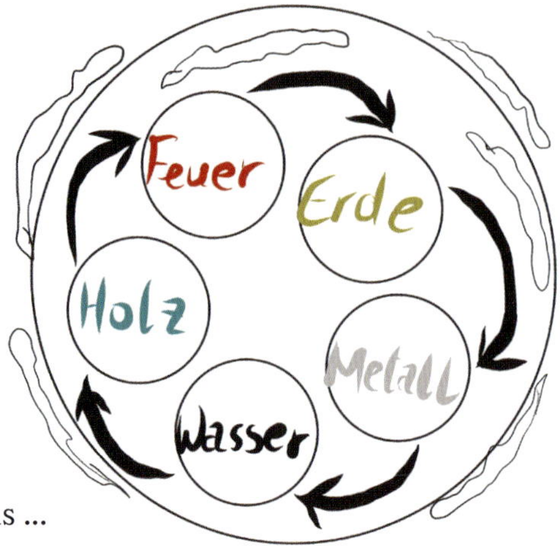

Das passiert in der Natur um uns ...

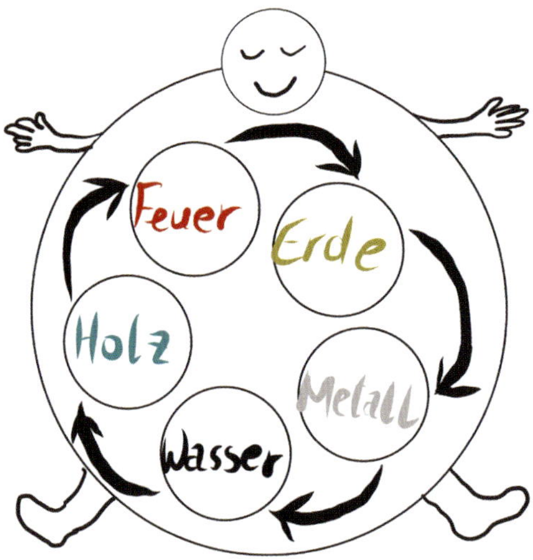

... wie auch in uns selbst.

Diesem Wandel der Elemente ist alles unterworfen. Gut geht es der Natur dann, wenn alles „fließt“, wenn sich jedes Element ohne Unterbrechung in das nächste umwandelt. Auf diese Weise kann man zum Beispiel ein Jahr mit seinen Jahreszeiten betrachten.

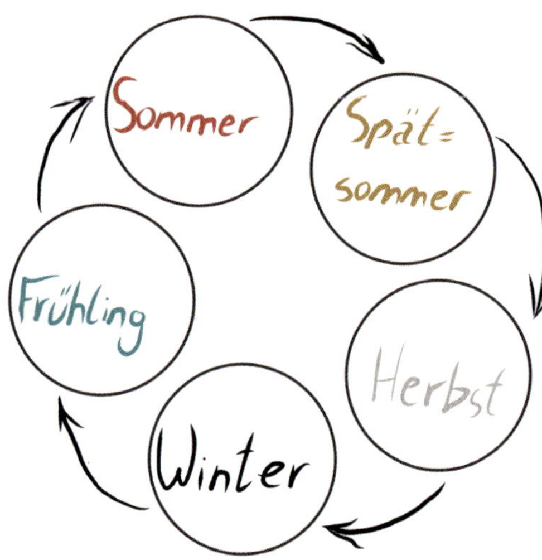

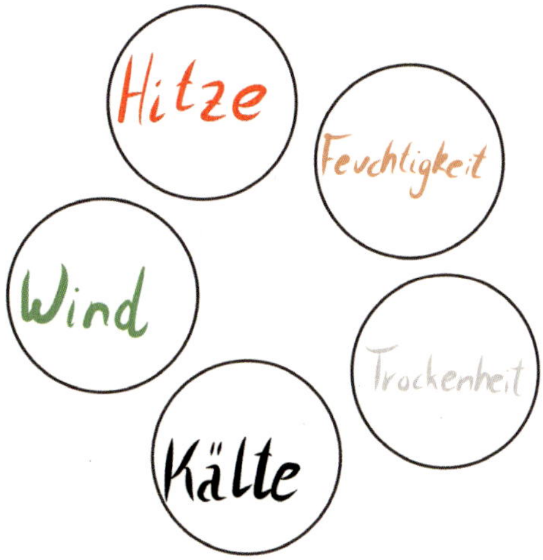

Auch die äußeren Einflüsse der Natur kann man den fünf Elementen auf diese Weise zuordnen.

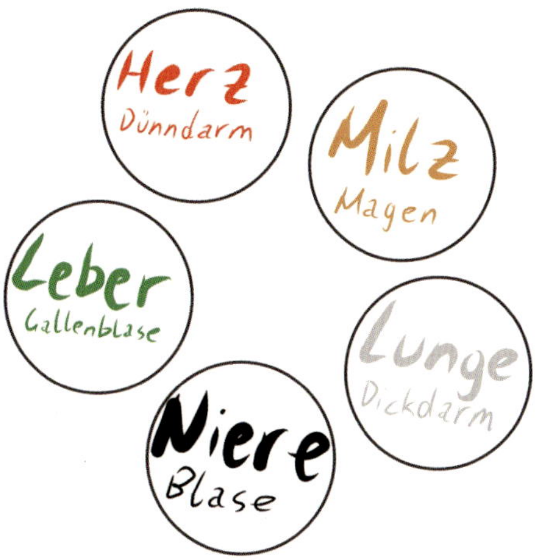

In uns selbst entsprechen die fünf Elemente den fünf chinesischen **Vollorganen** (Leber, Herz, Milz, Lunge und Niere) mit ihren fünf chinesischen **Hohlorganen** (Gallenblase, Dünndarm, Magen, Dickdarm und Blase).

Wie die Natur um uns beeinflusst sich auch die Natur in uns im Uhrzeigersinn selbst. Wir sprechen hier vom **Mutter-Kind-Zyklus**:
Die Leber ist die Mutter des Herzens, das Herz ist das Kind der Leber.
Das Herz ist die Mutter der Milz, die Milz ist das Kind des Herzens.
Die Milz ist die Mutter der Lunge, die Lunge ist das Kind der Milz.
Die Lunge ist die Mutter der Niere, die Niere ist das Kind der Lunge.
Die Niere ist die Mutter der Leber, die Leber ist das Kind der Niere.

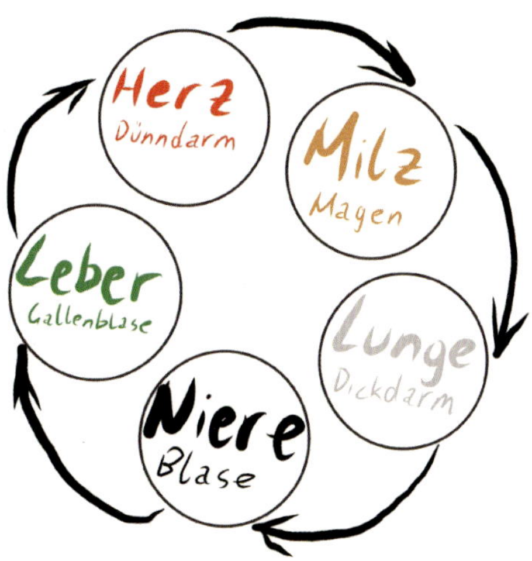

Alle Eigenschaften des Körpers werden nun diesen fünf Elementen zugeordnet. Das gilt für die Farben, die Geschmäcker, die Sinnesorgane, die Körperteile, die Funktionen der Organe UND die Gefühle. Man spricht auch von **Funktionskreisen (FK)**. Die fünf Funktionskreise sind Leber, Herz, Milz (Mitte), Lunge und Niere. In diesen sind verschiedene Funktionen des Körpers zusammengefasst.

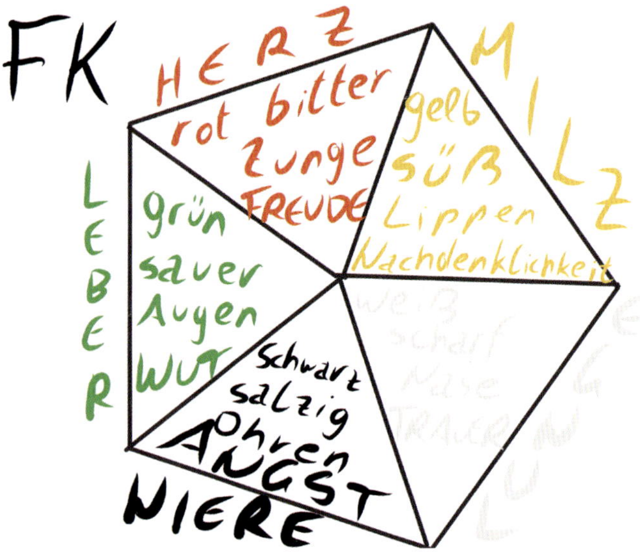

Wie funktioniert nun unser Körper chinesisch?

Beginnen wir mit dem wichtigsten Funktionskreis, der **Mitte**, gleichbedeutend mit der Erde. Unter dem Begriff „Mitte“ werden Milz und Magen zusammengefasst.

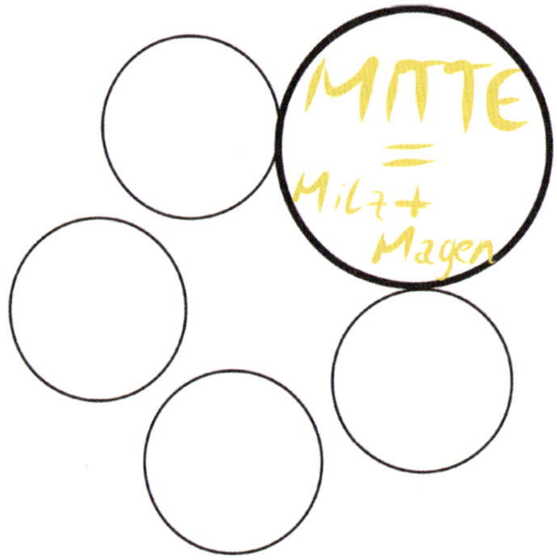

Denken wir noch ein bisschen chinesischer: Die Mitte steht für unseren gesamten Verdauungsapparat. Sie essen und Sie atmen. Daraus macht Ihre Milz **Qi** und **Blut**. Qi ist die **Energie**, die im ganzen Körper gleichmäßig fließen soll, Blut ist die **Substanz**, die im ganzen Körper gleichmäßig fließen soll.

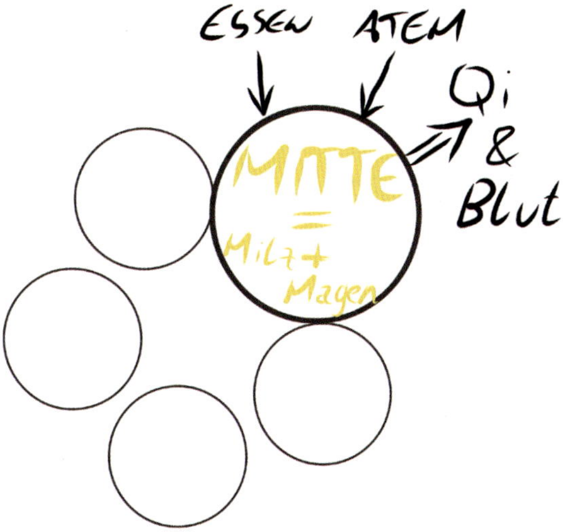

Qi ist die Energie im Körper, die alles bewegt und alle Funktionen der Organe möglich macht. Wenn wir nicht müde sind, sondern viel Energie haben und positiv in den Tag starten, haben wir viel Qi.

Blut ist – chinesisch gedacht – die Flüssigkeit im Körper, die alles nährt, stabilisiert und ausgleicht. Blut kühlt unseren Körper und unsere Gefühle.

Qi und Blut müssen einander immer gut die Waage halten.

Qi reitet auf dem Blut wie ein Jockey auf einem Pferd.

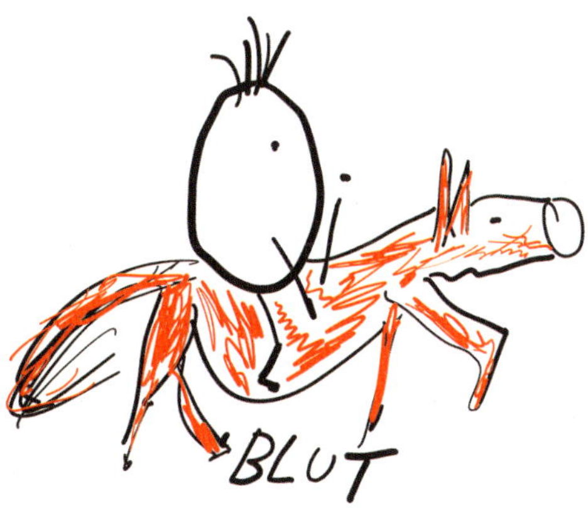

Hat man viel Qi und wenig Blut, sprüht man zwar vor Energie, kommt aber geistig nicht mehr zur Ruhe. Man überhitzt und brennt sich aus. Hat man viel Blut, aber kein Qi, kommt man nicht voran, bringt nichts weiter, ist niedergeschlagen und kraftlos.

Das Rennen kann man nur gewinnen, wenn sowohl der Jockey als auch das Pferd gesund sind.

Damit alles im Körper gut fließt, gibt es die **Leber**. Die Chinesen sagen, die Leber macht den „glatten Fluss aller Dinge".

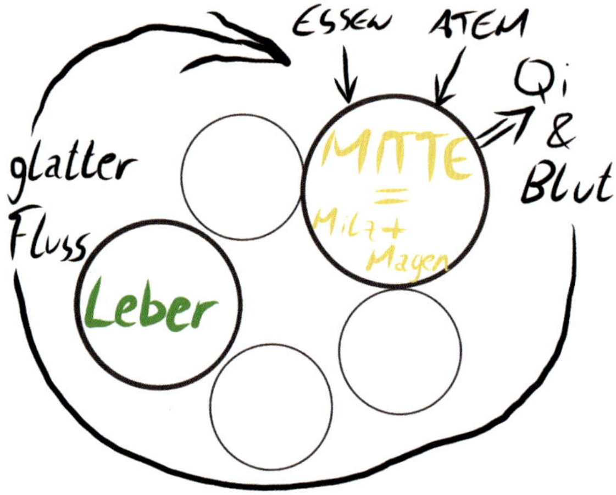

Die Mitte hat ein Kind und das heißt **Lunge**. Die Lunge kümmert sich um die Haut, das Immunsystem und zusammen mit der Niere um den Wasserhaushalt im Körper. Natürlich ist sie auch für die Atmung zuständig. Die Lunge ist ein sehr sensibles Organ. Wenn wir im Westen von **Psychosomatik** sprechen, hat das chinesisch immer etwas mit der Lunge zu tun.

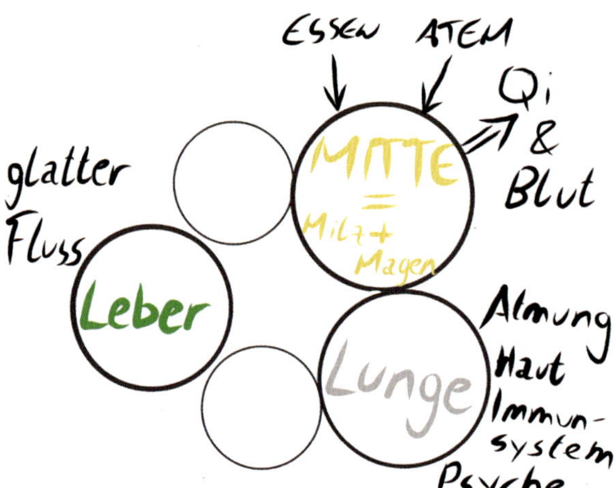

Das nächste wichtige Organ in unserem chinesischen Reigen ist die **Niere**. Die Niere ist das Speicherorgan des Körpers. Abgesehen davon, dass die Niere ein Ausscheidungs- und Entgiftungsorgan ist – wie in unserem westlichen Denken – speichert sie auch den Überschuss an Qi als **Yang** und den Überschuss an Blut als **Yin**. Yin und Yang sind also in diesem Zusammenhang Speicherformen von Qi oder Blut.

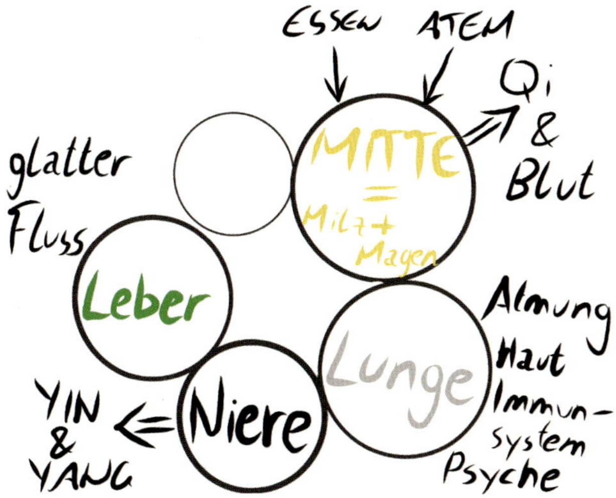

Yin entspricht der Materie, also der Substanz, aus welcher die Organe aufgebaut sind. Die Niere verteilt das Yin des Körpers an alle Organe.

Yang entspricht der Wärme, die entsteht, wenn ein Organ seine Funktion ausführt. Yang wird auch mit der Funktion selbst gleichgesetzt.

Betrachten wir zum Beispiel das Herz: Die Materie des Herzens ist der Herzmuskel. Dieser entspricht dem Yin. Das Pumpen des Herzens ist seine Funktion. Dabei entsteht Wärme. Das Pumpen sowie die Wärme sind somit das Yang des Herzens.

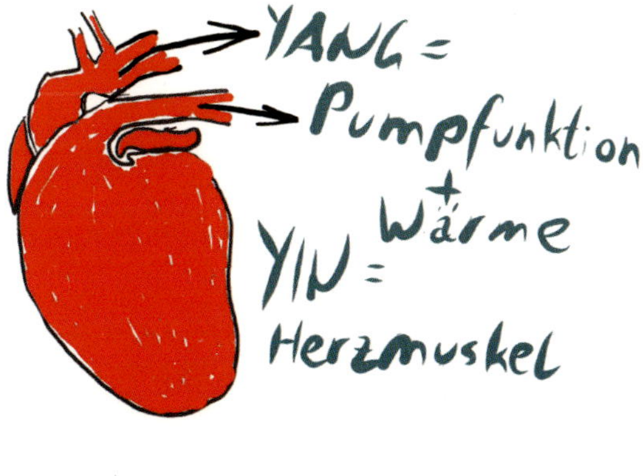

Zu guter Letzt gibt es noch das **Herz**. Das Herz pumpt einerseits das Blut durch den Körper – wie auch in unserem westlichen Denken –, aber vor allem beherbergt es den **Geist Shen**. Dieser steht für die Lebensfreude und alles, was uns in unserem Leben Spaß bereitet. Damit ist das Herz die Krönung im Körper, weil die Lebensfreude allem in unserem Leben einen Sinn gibt.

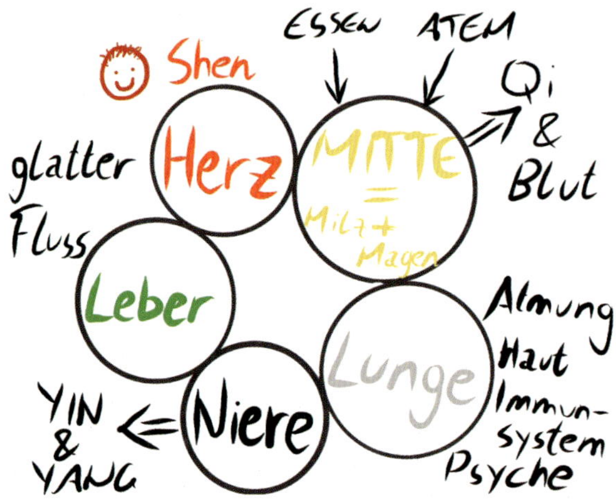

Wenn Sie das verstanden haben, haben Sie die Chinesische Medizin verstanden. So sind die Zusammenhänge der Organe, der Funktionskreise, und immer geht es darum, dass es unserer *Mitte gut geht.* Dann hat der Körper genügend Qi und Blut, die von einer entspannten Leber gut im Körper verteilt werden, sodass der Stoffwechsel bis in die letzte Zelle des Körpers funktioniert. Dadurch atmet die Lunge gut, ist zufrieden, weil es ihrer Mutter, der Mitte, ja so gut geht, was man an einer schönen Haut und einem kräftigen Immunsystem erkennen kann. Weil dann Qi und Blut im Überfluss vorhanden sind, kann die Niere ihre Speicher reichlich mit Yin und Yang füllen, sodass der Körper selbst in Notzeiten auf diese Speicher zurückgreifen kann und damit jede Krise übersteht. Da nun alles so rund läuft und alle Organe zufrieden sind, strahlt der Shen des Herzens wie ein Hutschpferd, wie man in Österreich sagt.

Das bedeutet, dass Sie einfach nur *gut essen und gut atmen* müssen, damit es Ihnen gut geht. Dann nämlich geht es der Mitte gut und dadurch auch allen anderen Organen, die von ihr abhängig sind, und das sind alle. Die Mitte (Milz und Magen) ist nämlich wie eine alleinerziehende Mutter von acht Kindern (wenn wir Voll- und Hohlorgane zusammenzählen). Sie kümmert sich einfach um ALLES im Körper, damit es ja allen gut geht. Damit sie es daher ein wenig einfacher hat, sollte sowohl das Essen als auch das Atmen PERFEKT sein.

Wie oben erwähnt sind wir Teil der gesamten Natur unseres Planeten Erde. Damit es also der Natur *in uns* gut gehen kann, müssen wir dafür Sorge tragen, dass es auch der Natur *um uns* gut geht.

Damit meine ich einerseits die **Mikronatur**, in der Sie sich täglich bewegen: die Wohnung, in der Sie leben, die U-Bahn, die Sie in die Arbeit bringt, den Arbeitsplatz und all die Menschen, denen Sie dort begegnen – auch den Umgang dieser Menschen mit Ihnen –, all die Abgase, all die Gefühle, denen Sie täglich ausgesetzt sind, sowie das, was Sie essen und trinken und wie viel Zeit Sie sich dafür nehmen können.

Andererseits meine ich damit die **Makronatur**, jenes globale System, das wir durch unsere fortschreitende Industrialisierung verschmutzen und zu stark erwärmen, das wir *vermenschlichen*, indem wir den Lebensraum all jener, die keine Menschen sind, ständig verkleinern und schließlich vernichten. Wirklich gut kann es uns, jedem Einzelnen von uns, nur dann gehen, wenn wir wieder unseren uns zugedachten Platz auf diesem Planeten einnehmen und die Verantwortung übernehmen, all das zu reparieren, was wir bereits kaputt gemacht haben. „Gut gehen“ bedeutet „gut fühlen“. Gesund können wir nur sein, wenn wir uns in uns und unserer Umgebung gut fühlen.

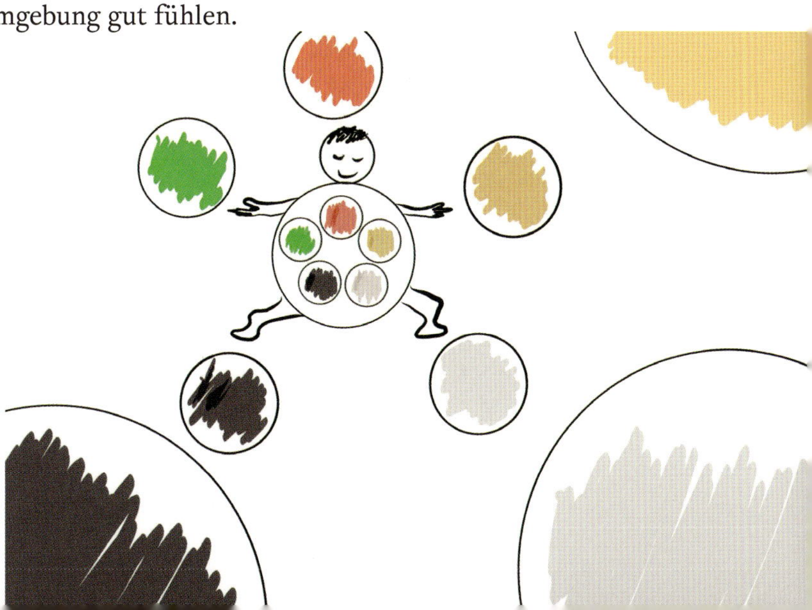

Gesundheit bedeutet, dass alles im Körper gut fließt. *Panta rhei* (πάντα ῥεῖ) – „alles fließt“ – hat schon Heraklit im antiken Griechenland gesagt. Chinesisch meinen wir damit zunächst, dass Qi (氣) – die (Lebens-)Energie – gut fließt, denn Qi bewegt alles andere, nämlich Blut, Flüssigkeiten, Nahrung, Schleim und Hitze. Sie wissen schon, wer Qi aus der Nahrung herstellt: die Mitte. Sie wissen auch, wer das Qi im Körper bewegt: die Leber.

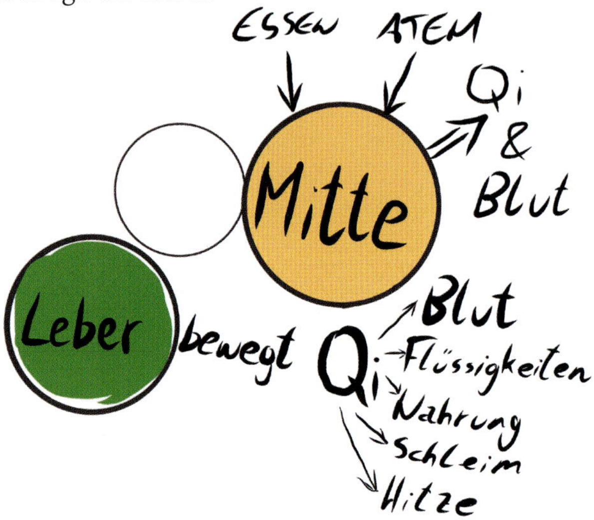

Sie brauchen also eine starke Mitte, damit Sie genug Qi haben, und eine gesunde, entspannte Leber, damit das Qi alles andere bewegt. Den Begriff Qi, Energie, gibt es in unserer westlichen Medizin nicht. Man erkennt trotzdem, ob man Energie hat. Jemand, der keine Energie hat, ist ständig müde und abgeschlagen. Auch kann er sich zu nichts aufraffen und ist immer schlecht drauf. Am liebsten würde er nur schlafen. Dies zeigt das Bild einer Depression. Chinesisch sind die zwei häufigsten Ursachen dafür **Qi-Mangel** durch eine müde Mitte und **Qi-Blockade** durch eine angespannte Leber.

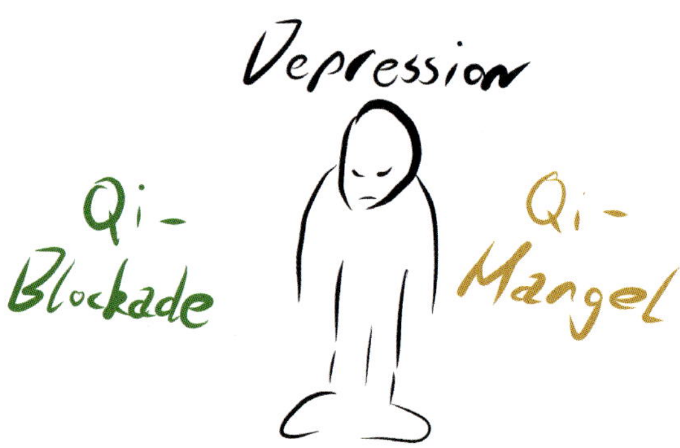

Bei beiden Ursachen ist man müde. Beim Qi-Mangel ist man müde, antriebslos, leer im Kopf, und wenn man sich bewegt, wird alles schlimmer. Bei der Qi-Blockade ist man müde, aber getrieben und innerlich unruhig, die Gedanken rasen im Kopf, man bringt aber nichts zustande, und wenn man sich bewegt, wird alles besser. Die Ursache des Qi-Mangels ist meistens eine **müde Mitte,** die Ursache der Qi-Blockade wiederum eine **angespannte Leber.**

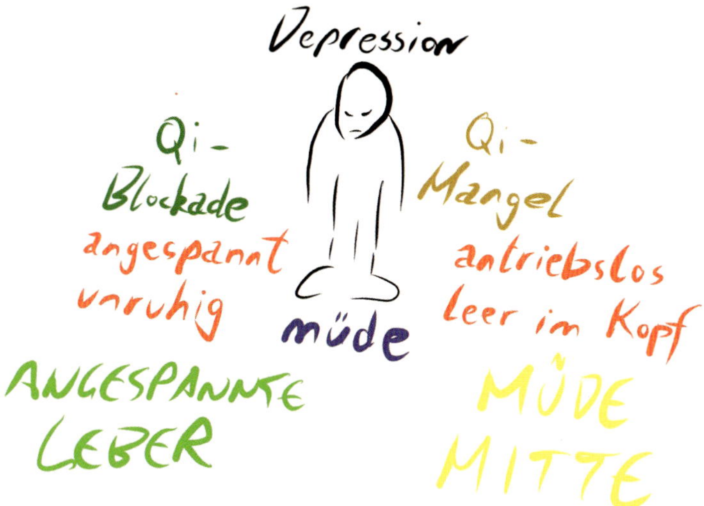

Die Therapie beim Qi-Mangel ist: **Sei lieb zur Mitte**!
Die Therapie bei der Qi-Blockade ist: **Sei lieb zur Mitte und bewege dich täglich**!

Das Spannende an der Chinesischen Medizin ist, dass wir Körper, Seele und Gefühle nicht voneinander trennen. Chinesisch ist alles körperlich. Das hat den Vorteil, dass man sowohl den Körper als auch unangenehme seelische Zustände über den Körper behandeln kann.

Gefühle

Im Wort Emotionen für Gefühle steckt ein heute sehr moderner englischer Begriff: e-motion, wobei „e“ für *electric* (elektrisch) und „motion“ für *motility* (Beweglichkeit) steht. E-motion bedeutet also *elektrische Fortbewegung* und wird heute als Begriff für die Fortbewegung mit elektrischen Fahrzeugen verwendet. Emotionen sind nichts anderes. Emotionen sind **Bewegungen des Qi**.

Bewegt sich das Qi in einem bestimmten Organ sehr gut, dann erhalten Sie sozusagen als Feedback dieses Organs ein positives Gefühl. Geht es also der Leber sehr gut, haben Sie keine Wut in sich, sondern können die Kraft der Leber nutzen, um sehr kreativ und produktiv zu sein. Geht es Ihrem Herzen sehr gut, strahlt Ihr Shen. Geht es Ihrer Mitte sehr gut, haben Sie klare Gedanken und sind zielstrebig. Geht es Ihrer Lunge sehr gut, sind Sie kilometerweit entfernt von Traurigkeit und nutzen die Sensibilität der Lunge, um empathisch und empfindsam durch Ihr Leben zu schreiten. Wenn es Ihrer Niere sehr gut geht, dann haben Sie *keine Angst.*

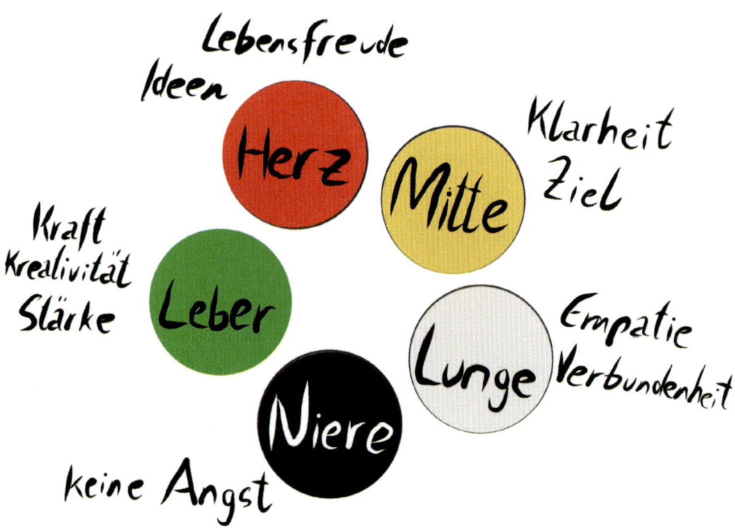

Das Gefühl ist Teil der Sprache Ihres Körpers. Prinzipiell kann man sagen, dass jedes Symptom einen Sinn erfüllt. Jedes Symptom ist ein Wegweiser, um Sie wieder auf den rechten Weg der Gesundheit Ihres Körpers zu führen. So will

Ihnen das Symptom „Magenschmerzen“ sagen, dass Sie bitte Ihre Ernährung oder Ihren stressigen Lebensstil ändern sollen, und zwar so lange, bis der Körper Ihnen sagt, dass es gut ist. Dann verschwindet das Symptom wieder.

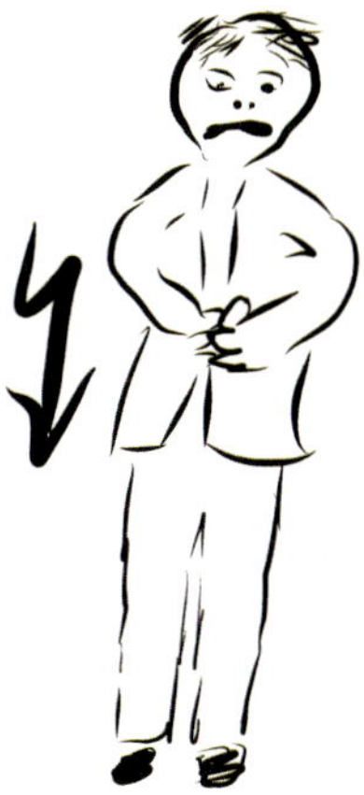

Vielleicht spricht der Magen noch deutlicher mit Ihnen, bereitet Ihnen Sodbrennen, das heißt, er versucht, Ihr Essen wieder nach oben auszuwerfen. Viel deutlicher kann er wohl nicht ausdrücken, dass ihm Ihr Essen nicht passt.

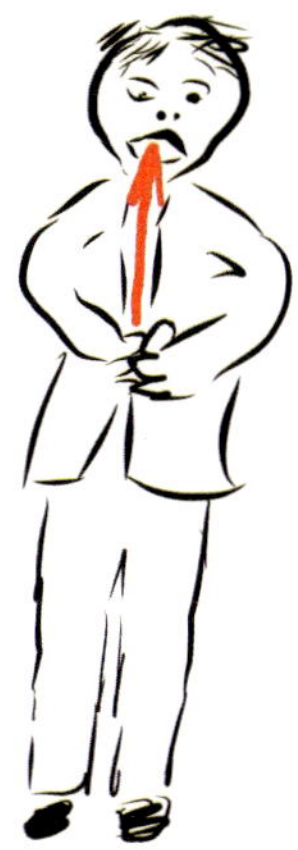

Oder Sie machen es *westlich*, gehen zum Hausarzt, lassen sich ein Medikament verschreiben und das Symptom verschwindet. Nur, was haben Sie *wirklich* gemacht? Sie haben Ihrem Magen den Mund zugeklebt.

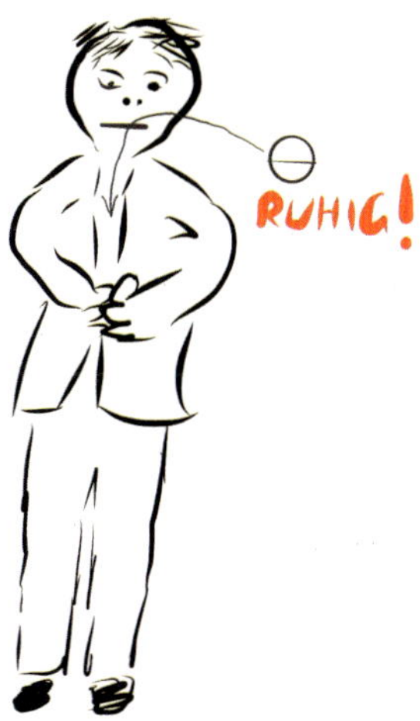

Angenommen, Ihr Baby schreit. Kleben Sie ihm dann den Mund zu, damit es still ist, oder versuchen Sie zu verstehen, was Ihr Baby braucht?

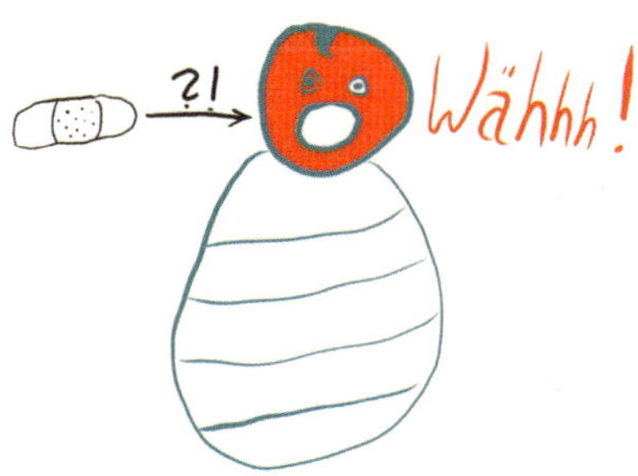

Genauso verhält es sich *chinesisch* mit den Gefühlen. Wenn Sie wütend sind, wissen Sie, dass es Ihrer **Leber** nicht gut geht. Wenn Ihnen die Lebensfreude fehlt oder Sie nicht wissen, was Sie mit Ihrem Leben anstellen sollen, fehlt der Shen und Ihrem **Herzen** geht es nicht gut. Wenn Sie ständig am Grübeln sind oder kaum noch aus der Wohnung kommen, weil Sie immer kontrollieren müssen, ob Sie die Tür zugesperrt haben, schreit Ihre **Mitte** um Hilfe. Wenn Sie traurig sind oder eine Trauer nach einem schweren Verlust auch nach Jahren nicht ablegen können, bittet Sie Ihre **Lunge** um Hilfe. Wenn Sie verschiedene Formen von **Ängsten** haben und diese durch Ihr Denken einfach nicht in den Griff bekommen, braucht Ihre **Niere** viel Aufmerksamkeit und Unterstützung.

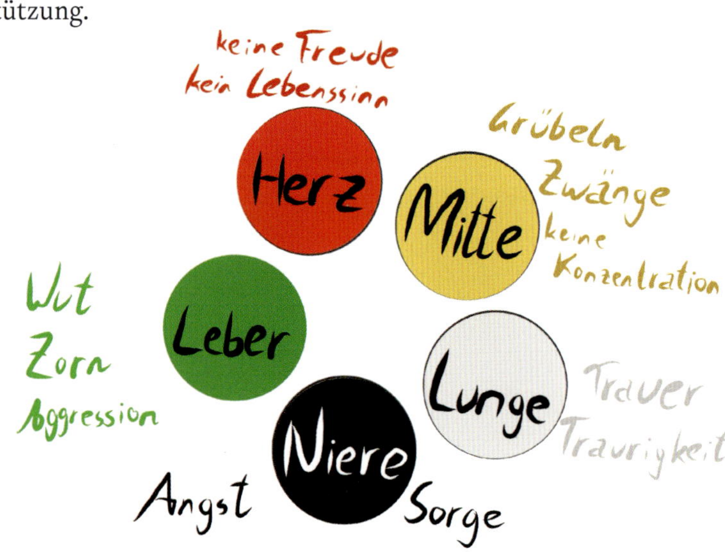

Noch klarer kann man sich die Gefühle mit Hilfe der **fünf Geister** vorstellen. In jedem Organ lebt ein Geist. Das Organ ist sein Zuhause. Dabei ist das Organ aus der Substanz Yin aufgebaut. Am liebsten liegen die Geister in der Badewanne. Ist diese mit Blut vollgefüllt, fühlen sich die Geister am allerwohlsten.

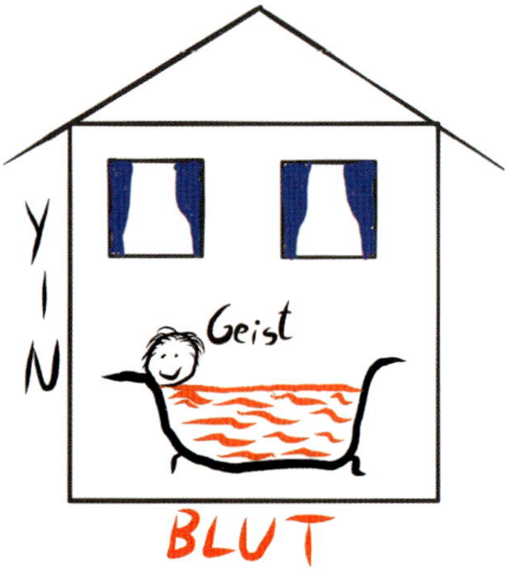

In der Leber sitzt der Geist **Hun** in seiner Badewanne wie im Herzen der Geist **Shen**, in der Mitte der Geist **Yi**, in der Lunge der Geist **Po** und in der Niere der Geist **Zhi**. Jeder Geist braucht sein sicheres Haus aus Yin und seine kuschelige, mit Blut gefüllte Badewanne. Dann ist er entspannt und bleibt gerne zu Hause.

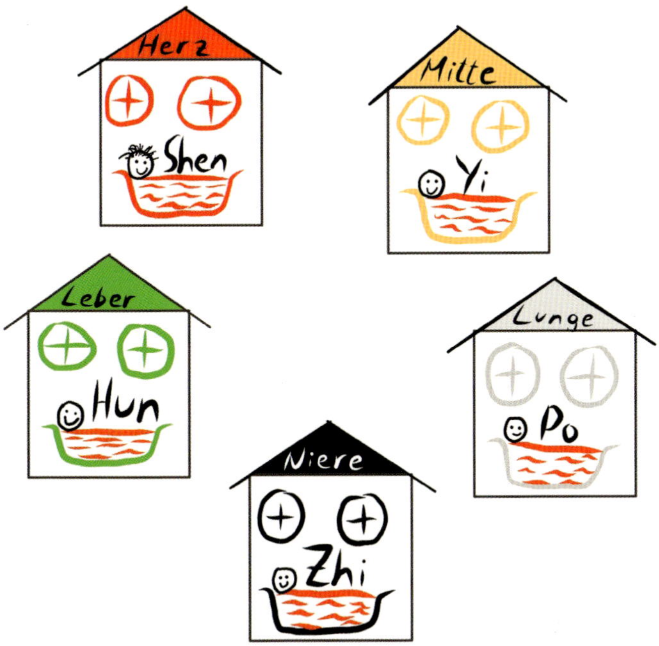

Unser Körper ist dieses kleine Dorf mit fünf Häusern und jedes Haus hat daher seinen ganz speziellen Bewohner:

In der Mitte regiert unser **Yi** (yì, gesprochen „i“, 意), der Geist der Milz. Wenn er sich so richtig gut fühlt, funktioniert unser Denken gut, unser Kopf ist klar, unser Handeln ist strukturiert und zielgerichtet. Yi ist der Buchhalter in unserem kleinen Dorf. Er kümmert sich um die Verteilung der Nahrung und der Post und dokumentiert alles akribisch in seinem Buch. Heute würde man wohl Nerd (englisch für „Streber“) zu ihm sagen.

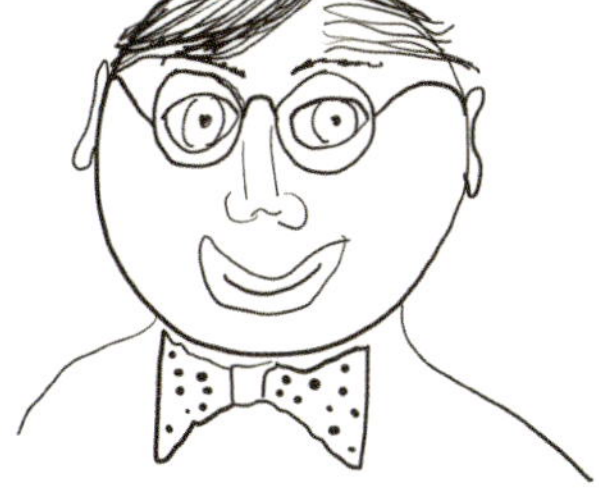

In der Leber sitzt der **Hun** (hún, 魂), der ewig Lebende. Er verbindet sich nach dem Tod mit dem großen Weltgeist, also mit dem, was in der christlichen Religion mit „ewiger Seele“ gemeint ist. Für den Hun ist es wichtig, dass besonders viel Blut im Körper ist. Dann strahlt der ganze Körper Kraft und Überlegenheit aus, wie ein Kämpfer, der jahrelang trainiert und den Feind allein durch diese kraftvolle Ausstrahlung in die Flucht treibt.

Ein blutvoller Hun ist auch das, was wir als Sexappeal, Paarungsbereitschaft oder das Animalische bezeichnen. Er ist dann der Wolf, der sich vor seine Herde stellt und ganz leise knurrt, ohne Anstrengung, in voller Kraft. Keiner kommt an ihm vorbei.

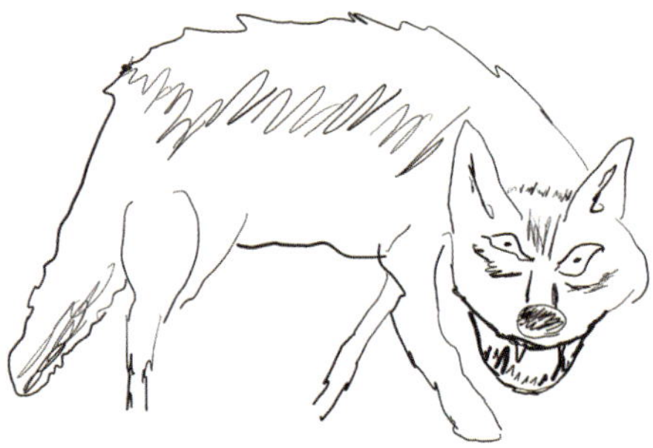

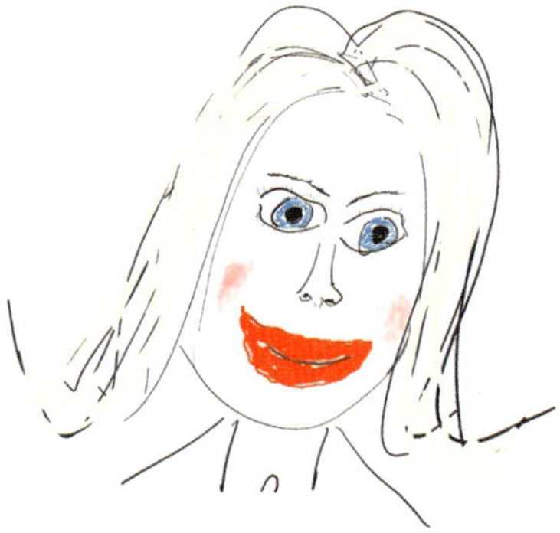

Im Herzen sitzt der **Shen** (shén, 神), der fröhliche Geist unseres Dorfes. Er definiert den Zustand unseres Bewusstseins. „Bewusstlos“ zu sein ist somit gleichbedeutend mit „keinen Shcn zu haben“. Er zeigt unseren Geisteszustand, zeigt, wie wach wir sind oder ob wir mittels „Autopilot“ durchs Leben spazieren.

Ein blutvoller Shen strahlt, ist glücklich, voller Kreativität und Freude. Allein wenn man in seine Augen sieht, spürt man das Glück. Gleichzeitig ruht er in sich. Er ist das, was man auch als Sexappeal bezeichnet. Einfach unwiderstehlich ...

In der Lunge sitzt der **Po** (pò, 魄), die Erdseele, jener Geist, der nach dem Tod in die Erde zurückkehrt und sich mit dieser vereint. Daher ist das Begräbnis wichtig. Er ist unser Sensibelchen, unser Idealist und Künstler. Viel spielt sich bei ihm im Unterbewusstsein und im unbewussten Nervensystem (dem Vegetativum) ab.

Ein blutvoller Po hat eine schöne Haut, was sich auf Französisch so ausdrücken lässt: „Le peau – (gesprochen: Po) – est le Po", „Die Haut ist der Po." Außerdem hat er einen gesunden Darm – der Dickdarm gehört ja zur Lunge und ist das Hohlorgan der Lunge –, ein stabiles Wesen (Vegetativum) und viel Energie, denn durch die kraftvolle Atmung gelangt viel Qi in den Körper.

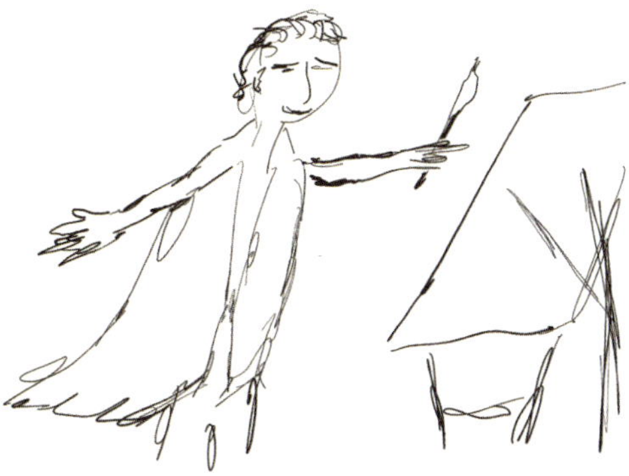

In der Niere lebt der **Zhi** (zhì, gesprochen „tschö" – mit sehr kurzem „ö" –, 志). Ist seine Badewanne voller Blut, so zeigt er Willenskraft und Stärke, Zielgerichtetheit und kann gut planen. Wenn Zhi sagt, dass es so ist, dann ist es so. Punkt.

Zhi beschützt unser wertvollstes Gut, unsere Erbsubstanz, unser *Jing*. Tief in uns ist der Instinkt verankert, unser Jing zu beschützen und zu vermehren. Dieser Instinkt ist Zhi. Er sagt: „Ich tue alles, um meine Kinder, meine Familie zu beschützen." Der Zhi würde sich selbst opfern, nur um das Erbe zu retten. An ihm liegt es, seine Art zu erhalten. Doch er kämpft nicht, wenn es darauf ankommt, sondern er versteckt sich, wird ganz still, atmet kaum noch, um ja nicht entdeckt zu werden.

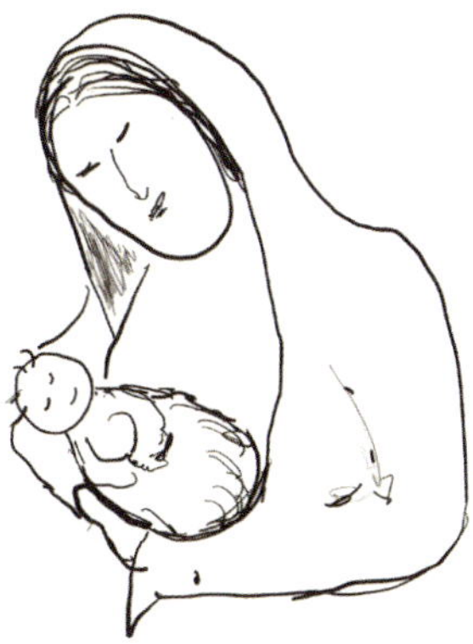

Die Gefühle helfen unseren Geistern, ihre Aufgabe im Dorf und damit in unserem Körper zu erfüllen sowie ihre Bestimmung zu leben. Die Voraussetzung dafür ist, dass sie genügend Blut zur Verfügung haben.

Sie haben nun schon erfahren, dass der Körper genügend Qi braucht, um Kraft zu haben und all seine körperlichen und geistigen Aufgaben zu bewältigen, und genügend Blut, um körperlich und geistig stabil und ausgeglichen zu sein. Wenn ausreichend Blut vorhanden ist, sind unsere Emotionen ausgeglichen und unsere Geister entspannt. Entsteht Blutmangel, dann geht es emotional so richtig rund.

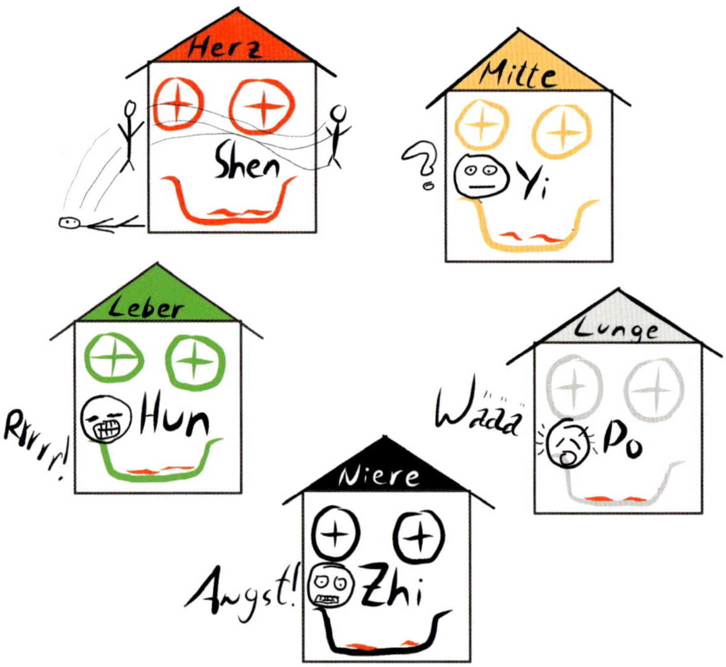

Ist der **Yi** ohne Blut und Substanz und ist die Mitte schwach, übermannen ihn Sorge und Grübeln. Oft macht sich ein Nebel im Kopf breit und das Denken und Konzentrieren wird immer schwieriger. Ganz schlimm wird es, wenn dann noch die „Folie du doute" (französisch für das „Zweifelsirrsein") hinzukommt: „Habe ich die Türe eh zugesperrt? Ich habe zwar schon hundertmal nachgesehen, aber ich muss nochmals kontrollieren." Diese Zwangshandlungen sind typisch für all die Abfallprodukte, die entstehen, wenn die Mitte nicht gut verdaut und die Gedanken an all dem Dreck – also den Ablagerungen – kleben bleiben.

Sitzt der **Hun** in einer leeren Badewanne, ohne Blut, so wird es gefährlich: Der Hun verliert die Kontrolle über seine Gefühle: Zorn, Wut, unterdrückter Ärger, Aggression, Hass, Reizbarkeit, Frustration, Verbitterung, Feindseligkeit, all das platzt aus ihm heraus. Der Wolf, der jetzt nicht mehr nur dezent verteidigt und knurrt, geht zum Angriff über und beißt zu. Das kühle Blut hätte ihn so schön entspannt. Jetzt überflutet ihn aber sein Yang, und dieses produziert in den oberen Regionen des Körpers viel Röte und Hitze: einen roten Kopf, rote Augen, Kopfschmerzen, Mitesser, Sodbrennen. Alles will nach oben, auch der Blutdruck und oft auch die Blutfette und vielleicht noch der Blutzucker.

Die Aggression des Hun kann sich auch nach innen richten und den großen Formenkreis der Autoimmunerkrankungen (auch als Autoaggressionserkrankungen bezeichnet) auslösen. Ein blutarmer Hun ist oft auch der Grund für verschiedenste Allergien. Auch Stress macht den Hun wahnsinnig, denn Stress ist chinesisch Wind und der Hun hasst Wind, wodurch der große Formenkreis der Stresskrankheiten ausgelöst wird. Für den Hun ist es egal, ob der Magen, die Lunge, der Blutdruck, das Gehirn oder die Niere das Opfer von Stress ist.

Wenn dem **Shen** das Blut ausgeht, ist er entweder praktisch bewusstlos oder er kommt gar nicht mehr zur Ruhe. Oft fühlt man sich vollkommen erschöpft, gleichzeitig jedoch innerlich aufgewühlt und fahrig und hat Herzklopfen bis hin zu einer Panikattacke oder Manie, dem schwer zu kontrollierenden Dauerzustand der übersteigerten Freude. Beim Herz-Blutmangel wühlen sogar schöne Erlebnisse so auf, dass man gar nicht einschlafen kann oder unruhig schläft.

Wenn dem **Po** in der Lunge das Blut und mehr noch das Yin – als stationäre Form des Blutes – ausgeht, überkommen ihn Traurigkeit, Melancholie und Trauer. Stress verbraucht Blut. Durch eine sehr stressige Phase im Leben kann das Blut so geschwächt sein, dass Symptome an der schwächsten Stelle des Körpers – und das ist erfahrungsgemäß sehr häufig die Lunge – auftreten. Die Belastung geht an die Substanz, an das Yin, in diesem Fall an das Lungen-Yin.

Ein blutarmer Po ist oft der Beginn einer psychosomatischen Erkrankung. Aus Trägheit verbleibt der geschwächte Po dann gleich in der Lunge. Er verursacht dann zum Beispiel eine Lungenkrankheit wie Asthma bronchiale oder chronische Bronchitis (COPD, chronische Verengung der

Bronchien). Der Po kann auch auf die Haut ausweichen und verschiedenste Hauterkrankungen wie Neurodermitis oder Psoriasis vulgaris, also Schuppenflechte, hervorrufen. Da der Dickdarm das Hohlorgan der Lunge ist, kann auch dieser als zusätzliche „Trauer-Weide“ für den geschwächten Po betroffen sein, sodass dort eine Entzündung, zum Beispiel Colitis ulcerosa, entsteht.

Wenn der **Zhi** im Trockenen sitzt, regiert die Angst. Wenn nicht genügend Blut vorhanden ist, geht die Erschöpfung im Körper bereits *an die Nieren*. Ab sofort lässt der Zhi aber nicht einmal die geringste Gefahr aufkommen. Verschiedenste Ängste (Phobien) und Schreckhaftigkeit dominieren das Leben und können in die Isolation sowie in die emotionale und körperliche Starre führen, nach dem Motto: „Nur ja nichts riskieren.“

Die Beziehung zwischen dem Blut, den Geistern und den Emotionen zeigt sehr deutlich, wie eng Körper, Seele und Geist zusammenhängen. Die Trennlinie ist eine Utopie. Die chinesische Botschaft ist sehr klar: Stärke den Körper und die Emotionen kommen zur Ruhe. Stärke das Blut, damit sich der Geist entspannen kann und die Emotionen fließen.

Was passiert im Körper, wenn eine Emotion aus dem Gleichgewicht ist?

Die Chinesen sagen, dass zwei Drittel aller Erkrankungen dadurch entstehen, dass zu viel oder zu wenig Emotionen vorhanden sind oder dass sie nicht fließen, so wie Qi und generell alles fließen soll, wenn man gesund sein möchte. Wir brauchen also Folgendes:

- eine gesunde Mitte, die viel Qi und Blut herstellt;
- eine entspannte Leber, damit alles im Körper gut fließt;
- ein kräftiges und mit Blut gefülltes Organ, in dem der Geist sitzt. Ist das Herz schwach, wird dieses gestärkt. Ist die Niere schwach, wie es bei Angst der Fall ist, wird diese gestärkt. Ist die Lunge schwach, wie es bei ständiger Trauer der Fall ist, wird diese gestärkt.

Durch die übertriebenen Emotionen des verwirrten Geistes ist es möglich herauszufinden, welchem der Geister es nicht gut geht. Genau diese Emotionen dienen somit als Wegweiser zu ihm selbst.

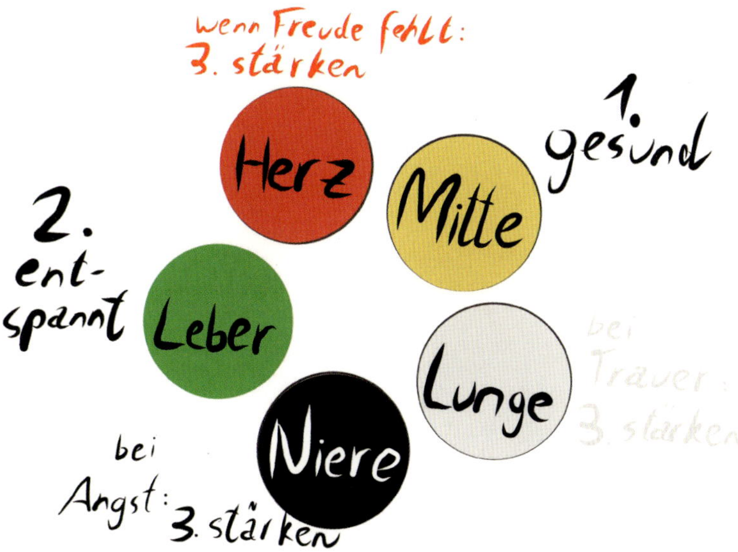

Wenn die Mitte müde ist und – vor allem bei Männern – nicht genügend **Qi** herstellt, ärgert sich die Leber und sagt zur Mitte: „Du blöde Milz! Weil du so wenig Qi herstellst, habe ich nicht viel, was im Körper gut fließen könnte." Die Milz sagt daraufhin: „Wenn du mich deshalb jetzt auch noch belästigst, kann ich gar kein Qi mehr herstellen", und alles wird noch schlechter.

Wenn die Mitte müde ist und – vor allem bei Frauen – nicht genügend **Blut** herstellt, ärgert sich die Leber und sagt zur Mitte: „Du blöde Milz! Weil du so wenig Blut herstellst, habe ich nicht genug davon, um es gut im Körper fließen zu lassen." Die Milz sagt daraufhin: „Wenn du mich deshalb jetzt auch noch von der Arbeit abhältst, kann ich gar kein Blut mehr herstellen", und alles wird noch schlimmer.

Diese beiden Zustände nennen wir: *Leber attackiert die Milz.* Wie Sie wissen, gehört die Milz zur Mitte.

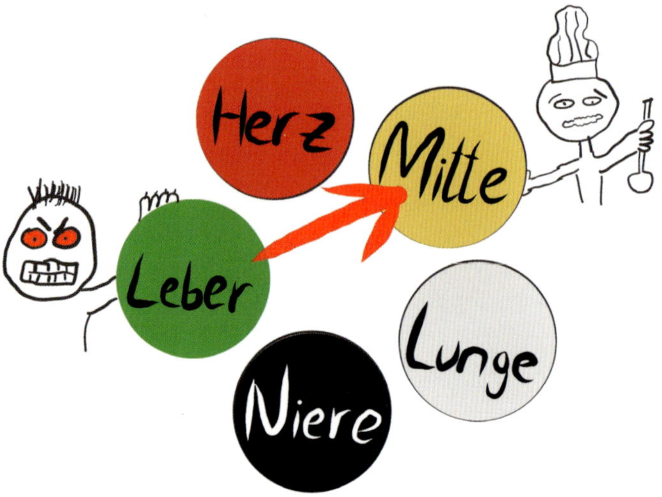

Diese Situation ist *purer Stress*. Die Chinesen sagen: „**Stress verbraucht Blut**."

Vor allem der Shen im Herzen braucht viel Blut, damit er sich wohlfühlt. In so einer Situation kann man eigentlich gar keine Freude empfinden und das Strahlen im Herzen verschwindet.

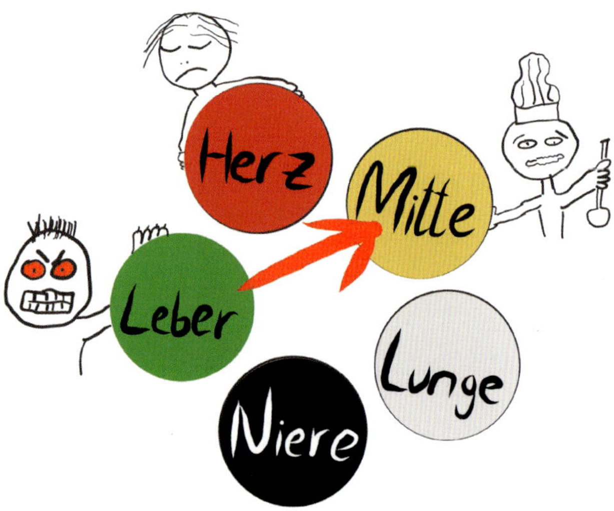

Wenn die Mitte längere Zeit wenig Qi und/oder Blut produziert, ist sie selbst so erschöpft, dass sie sich nicht mehr um ihr Kind, die Lunge, kümmern kann und diese wird sehr traurig ...

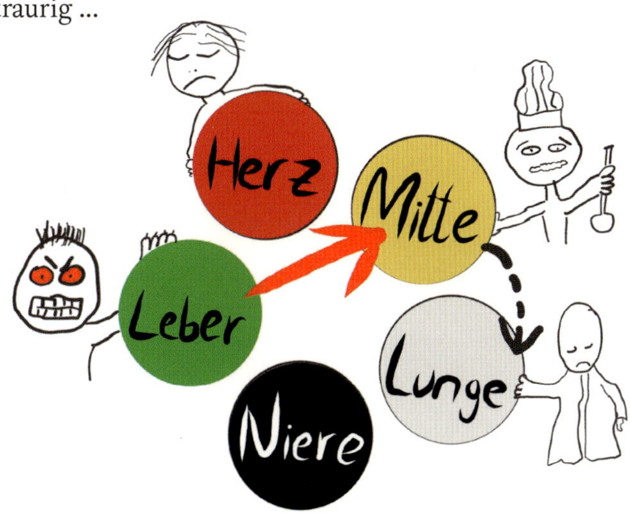

Wenn die Mitte längere Zeit wenig Qi und/oder Blut produziert, hat sie nichts, was sie als Yang und/oder Yin, als Reserve für schlechtere Zeiten in der Niere abspeichern kann, und nun kommt auch noch die Nierenschwäche dazu mit der Angst, wie das alles weitergehen soll ...

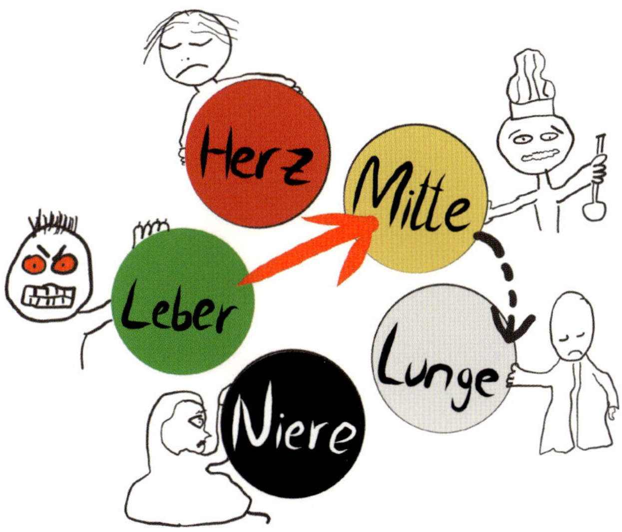

All das passiert bloß, weil die Mitte müde ist. Dieser Teufelskreis kann allerdings durchbrochen werden, wenn man *ganz lieb zur eigenen Mitte* ist.

I. HEILE DIE MITTE!

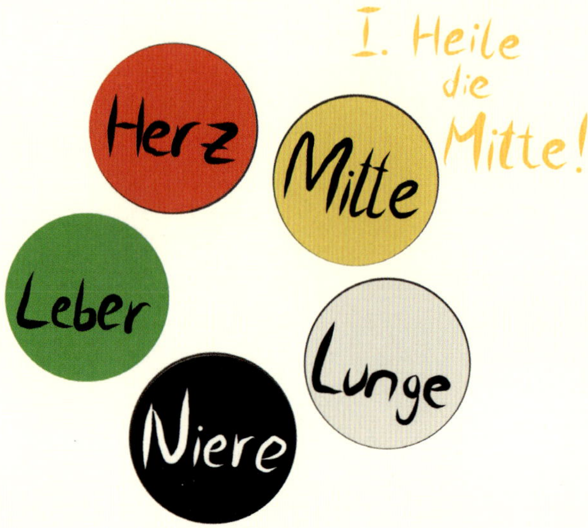

Aus Sicht der **Niere** sieht das Ganze folgendermaßen aus: Das Symptom, die Sprache der Niere, ist die **Angst**. Kommt die Nierenschwäche durch eine müde Mitte zustande, wird die Angst, die Sie empfinden, von der Schwäche und den Gefühlen der Mitte getrübt sein: Angst mit Zwängen, Angst bei und vor Kontrollverlust, Angst kombiniert mit Erschöpfung und Müdigkeit, Angst mit Verdauungsproblemen, Angst verstärkt bei Kälte. Als Therapie kümmert man sich um die Mitte, und oft verschwindet schon allein dadurch die Angst.

Halten Sie sich daher in den folgenden Fällen für mindestens drei bis vier Wochen an die unten angeführten zehn Punkte, um lieb zu sein zu Ihrer Mitte:

- Falls Sie eine müde Mitte haben oder einfach nur gesund bleiben wollen;
- falls Sie Verdauungsprobleme wie Durchfall, Verstopfung, Blähungen, Magenschmerzen oder Sodbrennen haben;
- falls Sie ständig müde sind, ständig zunehmen und nicht abnehmen können, geschwollene Beine haben oder ein schlechtes Bindegewebe;
- falls Sie sich schlecht konzentrieren können oder im Kopf immer wieder eine Leere fühlen;
- falls Sie psychische Probleme jeglicher Art und einfach Ihre Mitte verloren haben.

Die Basis jeglicher Therapie in der TCM ist die Kräftigung der Mitte. Betrachten Sie das als Ihre Hausaufgabe, mit der Sie selbst schon viel verbessern können! Wenn Sie wieder in Ihrer Mitte sind, genügend Qi und Blut produzieren und die Niere nicht mehr ihre Reserven hergeben muss, sondern sogar neue anlegen kann, werden die Nierensymptome verschwinden. Dann wird die Niere auch keine Angst mehr benötigen und nebenbei können Sie Ihr Leben auch wieder verdauen.

Zehn Punkte, um lieb zu sein zur Mitte

Erinnern Sie sich: Die Milz macht aus Ihrem Essen und Ihrem Atem Qi und Blut. Also müssen Sie richtig gut essen und richtig gut atmen. Ich würde Sie bitten, diese zehn Punkte einmal für etwa drei bis vier Wochen konsequent einzuhalten. Erst danach sollten Sie beurteilen, ob Ihnen das etwas bringt oder nicht. Zunächst kommen wir zum Essen (und Trinken):

> **Erste Situation:** Die Milz steht in der Früh auf, sieht aus dem Fenster, es ist ein wunderbar sonniger Tag, und denkt sich: „Heute reiß' ich der Welt einen Haxen aus." Dann kommt jedoch – nichts! Kein Essen weit und breit, weil Sie nicht frühstücken. Da denkt sich die Milz: „Na super! Woher bekomme ich jetzt die Energie und die Substanz, Qi und Blut, für meinen Tag?" Also geht die Milz zur Niere schnorren und sagt zu ihr: „Liebe Niere, gibst du mir bitte etwas von deinen Reserven, deinem Yin und deinem Yang?" Die Niere jedoch antwortet: „Meinst du das ernst? Für das normale Alltagsgeschäft soll ich meine wertvollen Reserven hergeben? Na gut, wenn es sein muss ... Aber lange geht das nicht! Sei dir bewusst, dass wir dann in Notzeiten nichts in den Speichern haben." Traurig steigt die Milz von der Nierenloge wieder in die Bauchmitte und fühlt sich – schlecht. Aber was soll sie tun, wenn kein Essen hereinkommt?

All das passiert bloß, weil Sie nicht gefrühstückt haben – die Niere wird belastet, es entstehen **Ängste**.

> **Zweite Situation:** Die Milz steht in der Früh auf, sieht aus dem Fenster, es ist ein wunderbar sonniger Tag, und denkt sich: „Heute reiß' ich der Welt einen Haxen aus." Doch dann kommt – ein rohes Müsli mit Milch oder Joghurt und frischem Obst. Eigentlich ein sehr gesundes Essen, *falls* man eine gesunde, wache und kräftige Milz hat. Falls. Leider haben zwei Drittel aller Menschen bei uns eine müde Milz, eine müde Mitte. Diese denkt sich: „Na super, jetzt kann ich schon in aller Früh wieder in die Küche gehen und kochen. Ich

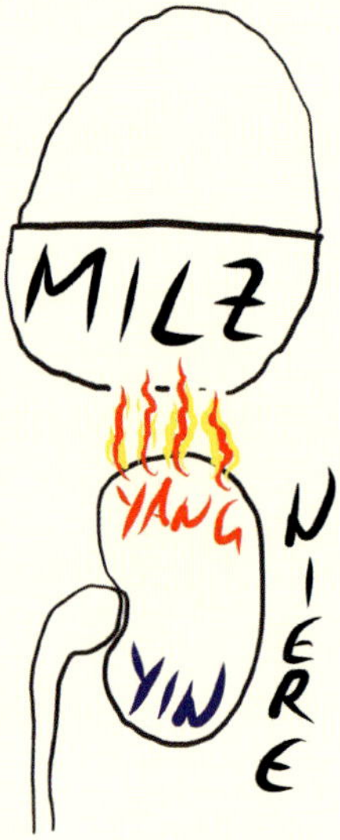

muss ja das rohe Zeug erst zubereiten. Wieder nichts mit dem schönen, sonnigen Tag." Wieder ist unsere Mitte traurig. Die Kälte kühlt das Verdauungsfeuer ab, welches seine Kraft von der Nierenenergie, dem Nieren-Yang, bezieht.

All das passiert bloß, weil Sie morgens kalt, roh und vielleicht auch noch zu schnell essen – die Niere wird belastet, es entstehen **Ängste**.

Dritte Situation: Sie stürmen in der Früh, gleich nach dem Aufstehen, aus der Wohnung, besorgen sich an irgendeiner Ecke ein „schnelles Sandwich", schlingen es noch mit einem kalten Energydrink in der U-Bahn oder am Weg dorthin hinunter. Was glauben Sie, denkt Ihre Mitte darüber? „Na super! Der arme Magen, der ja all die Nahrung in Ruhe zerkleinern sollte, bekommt riesige Brocken zu verdauen, und das noch dazu kalt und unter Stress. Da liegt das Essen dann sicherlich für Stunden unverdaut im Bauch herum. Ich fürchte, ich muss doch wieder zur Niere schnorren gehen ..."

Wieder wird Ihre Niere belastet. Wieder entstehen **Ängste**. Die Chinesen sagen: **„So wie der Morgen ist, ist dann der ganze Tag."**

Daher ist es wichtig, sich in der Früh viel Zeit zu nehmen, zu entspannen oder sich sanft für den Tag aufzuwärmen – weil die Niere **Wärme** braucht – und dann ein gekochtes, warmes Frühstück zu sich zu nehmen.

1. Bitte essen Sie täglich ein gekochtes, warmes Frühstück, starten Sie entspannt in den Tag und nehmen Sie sich Zeit, um in die Gänge zu kommen!

Ein Getreidebrei mit Obst – idealerweise mit Hafer, denn dieser gibt viel Kraft und ist glutenfrei –, Getreide mit Gemüse, eine Suppe, aber auch italienische Antipasti wie Oliven, getrocknete Tomaten, eingelegtes Gemüse (durch das Einlegen ist es energetisch nicht mehr roh), was auch immer. Beginnen Sie den Tag gut und warm. Die Milz braucht es. Geben Sie der Milz in der Früh viel Energie und Wärme, ohne dass sie dafür arbeiten muss. Dann können Sie die Kapazität der Milz zum Denken nutzen.

Missbrauchen Sie die Milz gerade in der Früh nicht, um schlechtes Essen zu verarbeiten. Dann bleibt nämlich keine Energie mehr übrig, die die Milz aber bräuchte, um all ihre anderen Aufgaben zu erledigen. Zu diesen Aufgaben gehört es auch zu denken und dafür zu sorgen, dass es allen anderen Organen gut geht und vor allem all der Dreck im Körper weggeräumt wird.

Essen Sie auch nicht nichts in der Früh. Dann arbeiten Sie nämlich mit Reserve-Energie und nutzen Ihre kostbaren Reserven, um banales Qi und Blut für das Alltagsgeschäft herzustellen. Das ist eine äußerst schlechte Rechnung, die den Körper westlich gesprochen, in eine Stresssituation bringt und Ihnen an die Nieren geht, und genau das wollen wir ja vermeiden.

Da dieser erste Punkt der Milz so guttut, beziehen wir auch gleich die anderen Mahlzeiten mit ein:

2. Bitte essen und trinken Sie generell regelmäßig warm!

Essen Sie **täglich drei Mahlzeiten**, nicht mehr und nicht weniger, immer etwa um die gleiche Zeit, trinken Sie viel, und – wenn es draußen kalt ist – am besten warm. Wenn es heiß ist, trinken Sie auch am besten warm, zum Beispiel einen Pfefferminztee, der zwar warm getrunken wird, aber seiner Energetik nach kühlend wirkt. Achten Sie darauf, dass die Basis des Essens warm und gekocht ist und dass Sie saisonale Lebensmittel verwenden. Mit „gekocht" meint man nicht „zerkocht". Man meint „zubereitet", und da gibt es ja ganz viele Möglichkeiten, zum Beispiel braten, dünsten, backen, rösten.

Essen Sie zu Mittag ruhig einen Salat, aber gleichen Sie seine kalte thermische Natur durch etwas Warmes aus. Essen Sie zum Beispiel eine Suppe oder gekochtes Getreide, gekochte Hülsenfrüchte oder auch Gemüse dazu, eventuell auch ein bisschen Fleisch oder Fisch, wenn möglich aber nicht zu oft in der Woche. Oder arbeiten Sie mit wärmenden und heißen Gewürzen wie Ingwer und Pfeffer.

Passen Sie abends auf, dass Sie nichts Rohes oder schwer Verdauliches essen und dass sich die Mahlzeit – je später Sie essen – mehr und mehr einer scharfen Suppe annähert. Mein Spruch dazu lautet: **Je später, desto Suppe.**

Wenn Sie abnehmen wollen, lassen Sie das Abendessen weg! Dann ist **Dinner-Cancelling** angesagt, oder wenn Sie es modern formuliert haben wollen: 16:8-Fasten. Damit ist gemeint, 16 Stunden nichts zu essen und dann innerhalb der verbleibenden acht Stunden des Tages zu essen. Das wirkt, ist gesund und Sie nehmen dauerhaft ab. Meistens. Wir sind nicht alle gleich. Wenn Sie 16:8 machen, ist es wichtig, dass Sie niemals das Frühstück weglassen.

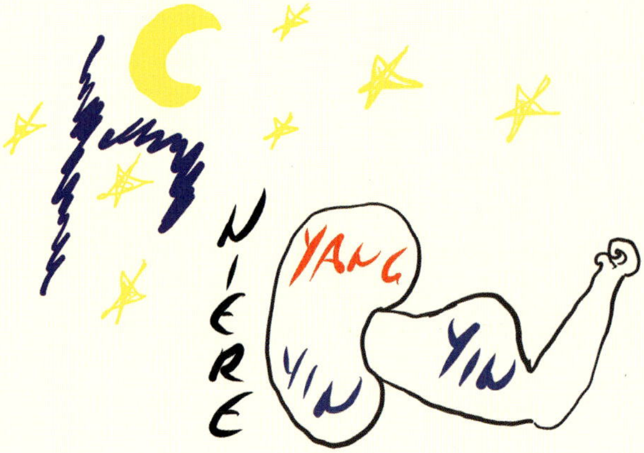

Die Kalorien in der Früh braucht der Körper, um den Tag zu schaffen. Sonst geht er an Ihre Reserven, und das wollen Sie beim Fasten bestimmt nicht. Dünn, aber krank sein, das ist kein guter Tausch. Also: Frühstück, Mittagessen, aber **kein** Abendessen. Aus Erfahrung ist es viel leichter, abends nichts zu essen als wenig. Vielleicht trinken Sie am Abend einfach einen heißen Tee, führen ein nettes Gespräch oder lesen ein gutes Buch, und Sie gleiten entspannt in die Nacht hinüber.

In der Nacht regeneriert die Niere.

Wenn Ihr Thema die Angst ist, also die *Sprache der Niere,* dann sollten Sie abends generell leicht, wenig und warm essen, auch wenn Sie nicht fasten wollen. **Warm**, weil das die Niere entspannt, **leicht und wenig**, damit Sie den Körper durch die Mahlzeit nicht künstlich wachhalten oder in einem nur oberflächlichen Schlaf, in dem die Niere nicht regenerieren kann.

Weil wir den müden Magen der müden Mitte auch entlasten wollen, folgt jetzt gleich der nächste Punkt:

3. Alles, was im Magen ankommt, sollte eine körperwarme Suppe sein!

Sie können so lange kauen, bis Ihr Essen zu einer Suppe wird. So verdauen Sie auch Rohes oder schwer Verdauliches halbwegs im Mund vor und der Magen hat dann ein leichteres Spiel. Wenn Sie keine Zeit dafür haben, müssen Sie gleich eine Suppe essen. Unterm Strich muss das, was im Magen ankommt, eine Suppe sein. So spart Ihr Magen ganz viel Qi, was Ihrem gesamten Körper zugutekommt.

Wenn Sie einmal so richtig „Abfall-Essen", also Junkfood, essen wollen, kauen Sie so lange, dass auch der „Abfall" als körperwarme Suppe in Ihrem Magen ankommt. Wenn Sie ihr Essen langsam und in aller Ruhe, ohne Stress, kauen, erreicht der Speisebrei den Magen-Darm-Trakt gut dosiert und langsam. Er wird dann auch gut dosiert und langsam ins Blut aufgenommen.

Dadurch wird auch Zucker – wie Fruktose und Saccharose – langsamer aufgenommen, als wenn Sie diesen schnell essen. Das Insulin im Blut wird auch langsamer und geringer ansteigen, weil dann ja nie so viel davon auf einmal benötigt wird. In der Folge hat der Körper weniger Stress, was Sie selbst daran merken, dass Sie zum Beispiel keinen Heißhunger auf Süßes mehr bekommen, und das sieht man an Ihrem Shen, in Ihrem Gesicht: **Slow is beautiful.** Einen wichtigen Punkt dürfen Sie nicht vergessen:

4. Das Essen soll Ihnen Freude bereiten. Das Essen soll Ihnen schmecken.

Die Chinesen haben noch einen wichtigen Leitsatz: **„Das Essen dient der Gesunderhaltung."**

Diese beiden Sätze müssen wir unter einen Hut bekommen. Einerseits soll das Essen die Basis unserer Gesundheit sein, andererseits soll es uns Freude bereiten und unseren Shen zum Strahlen bringen. Ist das möglich? Ja, ganz bestimmt! Ein Schlüsselwort ist **Qualität**. Verwenden Sie sehr hochwertige Lebensmittel, auch wenn Sie dafür ein wenig mehr bezahlen. Es schmeckt besser und ist gesünder. Ein weiteres Schlüsselwort ist **Verzicht**. Wenn Sie sich gewisse Dinge nur einmal pro Woche gönnen, hat das eine ganz andere Wertigkeit, als wenn Sie diese täglich essen. Das beste Schnitzel ist täglich gegessen bald kein Festmahl mehr, sondern einfach nur *normal*.

Schenken Sie sich genügend Zeit, um die Punkte für unsere liebe Mitte umzusetzen und dabei Freude und Genuss zu erleben. Also quälen Sie sich nicht mit einem warmen Frühstück, wenn Sie sich dazu überwinden müssen. Suchen Sie weiter und Sie werden eine Variante finden, die Ihnen entspricht. Wenn ein Punkt der zehn gar nicht möglich ist, dann haben Sie ja noch die anderen neun Punkte.

5. Bitte essen Sie täglich einen Apfel oder ein anderes heimisches Obst!

So müssen Sie keine Angst vor Vitaminmangel haben. Ideal ist es, wenn Sie den Apfel zum oder nach dem Frühstück oder Mittagessen essen und auch in aller Ruhe kauen. Wenn Sie Äpfel nicht vertragen, sollten Sie sie schälen oder leicht dünsten. Dann juckt es meistens nicht mehr am Gaumen. Natürlich können Sie auch ein anderes Obst essen, aber es sollte heimisch und frisch sein. – **An apple a day keeps the doctor away.**

Dazu fällt mir gleich noch einer meiner Sprüche ein: **Einfache Dinge: einfach, aber täglich.** Manchmal kann es so einfach sein wie die Geschichte mit dem Apfel.

Ich möchte Sie im Folgenden nicht mit strengen Ernährungsvorgaben quälen. Aber aus meiner langjährigen Erfahrung als Arzt kann ich Ihnen sagen: Oft ist **genau das** der eine Punkt, der im Körper zu einer dramatischen Besserung führt. Die Chance, das zu erleben, sollten Sie sich keinesfalls entgehen lassen. Falls es Ihnen nach drei bis vier Wochen nicht besser geht, haben Sie es eben probiert. Wenn Sie jedoch eine Besserung wahrnehmen, bleiben Sie bitte so gut wie möglich dabei!

6. Bitte essen Sie gute Kohlenhydrate – essen Sie so wenig wie möglich Zucker und Kohlenhydrate mit hoher glykämischer Last! Lassen Sie Gluten so weit wie möglich weg!

Die glykämische Last sagt aus, wie sehr die Kohlenhydrate in einem Lebensmittel den Blutzuckerspiegel erhöhen und wie viel von diesen Kohlenhydraten darin enthalten ist. Warum sollten Sie Lebensmittel mit einer hohen glykämischen Last sparsam verwenden? Weil diese die Bauchspeicheldrüse überlasten und den Insulinspiegel ansteigen lassen. Insulin wirkt dann wie eine Art Stresshormon, aber Stress sollte unser Körper durch unsere Nahrung keinen bekommen.

Gute Kohlenhydrate sind in den verschiedensten Getreidearten enthalten, die Sie als Flocken oder gemahlen selbst verarbeiten können. Dazu gehören Kohlenhydrate in Breis, als Suppe oder als Beilage. Nennen möchte ich an dieser Stelle Hafer, Dinkel, Gerste, Hirse, Reis – am besten ist Wildreis –, jede Müslimischung – Müsli kommt von dem Wort „Mus“, und das war ursprünglich ein gekochter Getreidebrei –, aber auch einmal Kartoffeln, mit Schale gekocht, oder „Heurige“, also neue Kartoffeln.

Auch in Obst und Gemüse sind gute Kohlenhydrate enthalten. Verarbeiten Sie alles gut, das heißt kochen, dünsten, anbraten (nicht zu lange), backen, grillen, aber nicht frittieren. Streichen Sie Zucker in Rohform, vor allem den zu Tode verarbeiteten raffinierten Zucker (Kristallzucker, Staubzucker) so weit wie möglich aus Ihrer täglichen Nahrung. Vermeiden Sie alles, was zuckerartig ist oder im Körper durch seine hohe glykämische Last wie Weizenmehl und Süßungsmittel so wirkt, egal ob es Zucker enthält oder nicht. Verwenden Sie also auch keine Süßstoffe. Allein der süße Geschmack produziert im Körper Stress, den wir vermeiden wollen. Gewöhnen Sie sich an den guten, leicht süßlichen Geschmack von gesunden Kohlenhydraten!

Warum sollten Sie Gluten meiden? Weil es den Darm „löchrig“ macht (*leaky gut*, englisch für „löchriger Darm“), Nahrungsgroßmoleküle dadurch unkontrolliert zwischen den Darmzellen in den Blutstrom gelangen und so durch eine überschießende Immunreaktion verschiedenste Entzündungen im Körper auslösen können. Das wiederum stresst den Körper.

Wenn Sie gleich beginnen wollen, Gluten zu vermeiden, dann lassen Sie bitte folgende Getreide weg: Weizen, Dinkel, Roggen, Gerste, Grünkern, Malz, Kamut, Bulgur, Einkorn, Emmer und Triticale. Sehr gut und glutenfrei sind Hafer – achten Sie aber auf tatsächliche Glutenfreiheit, also dass der Hafer nicht im Werk durch andere Getreidesorten verunreinigt wird –, Mais, Hirse, Reis, Buchweizen, Kartoffeln, Quinoa, Amarant, Guarkernmehl, Johannisbrotkernmehl, Soja, Tapioka, Teff und verschiedenste Nussmehle.

Achten Sie auch auf die versteckten Glutene in Fertigprodukten und industriellen Lebensmitteln! Am besten ist es, wenn Sie Ihr Brot selbst backen. Mit einem guten glutenfreien Mehl werden Sie beim Backen ebenso Gutes zaubern können wie mit Weizen – unsere Kinder bemerken keinen Unterschied. Wenn es nach einer Umlern- und Kochversuchsphase genauso gut schmeckt, dann können Sie doch lieber gleich bei der gesündesten Variante bleiben, oder?

Denken Sie in Ihrem Alltag auch an Ihren Magen, denn **Brot mag der Magen gar nicht**. Es ist viel zu trocken und das schwächt ihn, trocknet ihn aus und schädigt sein Yin, seine Substanz. Außerdem ist eine Brotmahlzeit keine warme Mahlzeit. Wenn Sie schon Brot essen, dann ohne Gluten (wie ein Mais- oder Reisbrot) und als Beilage zu einem warmen Essen oder einer Suppe.

Als Faustregel gilt: Brot macht dick. Brot, vor allem am Abend gegessen, ist der Dickmacher Nummer eins. Wenn Sie abnehmen wollen, essen Sie abends nicht zu spät, nur warm, aber kein Brot und machen Sie auch alles andere, um lieb zu Magen und Milz zu sein!

7. Bitte essen Sie gutes pflanzliches Eiweiß – essen Sie wenig tierisches Eiweiß, vor allem so wenig wie möglich Milchprodukte! Passen Sie mit Gluten auf!

Eiweiß ist überall enthalten, in pflanzlichen wie auch in tierischen Lebensmitteln. „Gutes Eiweiß" findet sich in Pflanzen. Besonders viel gutes Eiweiß enthalten Hülsenfrüchte (Linsen, Bohnen, Fisolen, also Stangenbohnen, Soja und Erdnüsse – auch eine Hülsenfrucht), Pilze (vor allem Shiitake, einer der „Acht Schätze der Chinesischen Medizin", und Austernpilze), Nüsse und Kerne (zum Beispiel Walnüsse, Haselnüsse, Cashews), aber auch jedes Getreide und Gemüse.

Das „schlechte Eiweiß" kommt von den Tieren. Es ist schlecht, wenn zu viel davon konsumiert wird, wie sehr häufig bei uns in Form von Milch und Milchprodukten, Fleisch, Wurst, Fisch oder Eiern. Stellen Sie sich diese tierischen Lebensmittel als Luxusartikel vor, so wie es früher war. Man hat eine bestimmte Nahrungsmenge für die ganze Woche, und wenn man sparsam damit umgeht, kann man sich am Wochenende ein bisschen mehr gönnen. Die Luxusartikel gönnt man sich dann zur Feier des Tages mit der Familie am Wochenende, am Sonntag.

Als Faustregel gilt: Pflanze gut, Tier schlecht. Wenn Tier, dann fett (weil fette tierische Lebensmittel vor allem Fett, aber dadurch auch weniger Eiweiß enthalten) – solange es nicht zu viel davon ist. Tierisches Eiweiß ist der wertvollste Bestandteil, der in unseren Lebensmitteln enthalten ist, und hat die meiste Energie. Es ist ein Wundermittel, wenn man es braucht (in der Stillzeit oder bei schweren Erkrankungen).

Wenn man tierisches Eiweiß im Übermaß konsumiert, macht es uns krank, wie wir heute wissen. Es ist einer der Hauptverursacher einer chinesischen **Nierenschwäche**: Die viele Hitze des tierischen Eiweißes produziert im Körper ebenfalls viel Hitze, welche durch Yin gekühlt werden muss. Dadurch wird das Nieren-Yin, die Basis allen Yins im Körper, geschwächt. Im Falle eines Yin-Mangels kann allein das Weglassen von tierischem Eiweiß **Ängste** verschwinden lassen.

Gluten ist kein „gutes Eiweiß". Passen Sie daher mit Gluten auf. Streichen Sie Seitan aus Ihrer Ernährung, denn das ist pures Gluten, und mit diesem sollten Sie vorsichtig sein.

8. Haben Sie keine Angst vor Fett – es gibt nur gute und bessere Fette! Essen Sie vermehrt bessere Fette, mit reichlich Omega-3-Fettsäuren!

Die Sprüche „Fett macht dick" und „Viele Fette machen hohe Blutfette" stimmen einfach nicht. Zucker, kurzkettige Kohlenhydrate und Weißmehl machen dick und verursachen hohe Blutfette. Hohe Blutfette bekommen Sie auch von zu viel Stress, und da handeln Sie sich auch gleich den Heißhunger fürs Dickwerden ein. Fett macht den Geschmack eines Essens aus. Es schmeckt einfach besser und es ist viel leichter zu verdauen, wenn man Fett dazugibt.

Von den tierischen Fetten soll man nicht zu viel verwenden, dafür sollte man die pflanzlichen Fette bevorzugen, ideal solche mit vielen Omega-3-Fettsäuren (Leinöl und Mischungen mit Leinöl). Zum Braten sind Kokos- und Sesamöl ideal. Die besseren Fette, die viele Omega-3-Fettsäuren enthalten, sollten Sie nicht erhitzen, sondern bloß ein wenig davon über das Essen träufeln, wenn es fertig ist. Ideal sind 1 bis 2 Teelöffel besseres Fett (zum Beispiel Leinöl) pro Tag.

Eine Gruppe von Fetten sollten Sie jedoch meiden, und zwar **industrielle Transfette**. Diese stehen unter dem dringenden Verdacht, Krebs auszulösen. Transfette werden in der Industrie und in Junkfood-Restaurants zum Frittieren verwendet. Wenn Sie Pommes frites lieben, frittieren Sie mit einem guten Öl selbst oder machen Sie sie lieber gleich im Backofen und gießen Sie etwas gutes Fett darüber.

Noch ein Fett ist zu verurteilen, nicht weil es ungesund ist, sondern weil seine Herstellung immense Urwaldflächen unwiderruflich zerstört, nämlich **Palmfett**. Sehr leicht wird im modernen Marketing das Wort „nachhaltig" verwendet, um Produkte „grün" erscheinen zu lassen. Wenn Sie sich im Internet ein bisschen schlau machen, werden Sie bald feststellen, dass es kein nachhaltiges Palmfett gibt. Wenn alle Konsumenten all jene Produkte **nicht mehr kaufen** würden, in denen Palmfett enthalten ist, würde die Lebensmittelindustrie wohl ganz schnell reagieren, oder?

9. Bitte essen Sie so wenig industriell verarbeitete Lebensmittel wie möglich!

Alle Konservierungsmittel müssen im Körper wieder „dekonserviert", also aufgespalten und ausgeschieden werden. Alle Lebensmittel, deren Zusammensetzung der drei großen Komponenten nicht einem natürlichen Lebensmittel gleicht, bereiten dem Köper Stress. Gerade Gluten schleicht sich als Hilfsstoff in fast alle Fertigprodukte, auch in jene, bei denen Sie nie damit rechnen würden, wie Speiseeis oder Pommes frites. Gluten lässt sich gut anfärben, fördert den Geschmack und erzeugt eine gute Konsistenz. Achten Sie daher auf die Deklaration „glutenfrei"!

Kälte, die in Lebensmittel hineingesteckt wurde, ist auch nach dem Aufwärmen noch enthalten, wie etwa bei Tiefkühlkost.

Alles an Chemikalien wie Farbstoffe, Konservierungsmittel, Geschmacksverstärker oder E-Nummern muss von der Leber entgiftet und von den Nieren ausgeschieden werden, und das kann beide Organe belasten. Die Chemikalien können auch irgendwo in einer Fettzelle abgelegt werden.

Lassen Sie auch die Finger von sogenannten Light-Produkten! Dabei wird das Fett entfernt und durch Zucker und Stärke – und diese enthält Zucker und Gluten – ersetzt. Das ist ein äußerst schlechter Tausch, weil Sie dadurch wieder eine müde Mitte bekommen.

10. Bitte essen Sie nicht zu viel; man kann sich am gesündesten Essen überessen!

„Frühstücken wie ein Kaiser, mittagessen wie ein König, abendessen wie ein Bettler." Am meisten kann man morgens essen, am wenigsten abends. So sollte sich mit der Zeit unser Stoffwechsel einstellen. Das erreicht man vor allem, indem man gut und warm frühstückt, womit sich der Kreis schließt. Studien über das Älterwerden zeigen, dass es vor allem zwei Dinge braucht, um gesund alt zu werden: Interesse an dem Jetzt und dem Morgen und wenig essen. Sie können **alles** essen (und das relativiert die vorherigen Punkte), wenn Sie **wenig** davon essen **und** wenn es als körperwarme Suppe im Magen ankommt.

Ich empfehle Ihnen, diese Punkte als Ihre Hausaufgabe zu betrachten, weil Sie damit schon sehr viel Positives für sich selbst bewirken können. Es sind zehn Punkte für Ihre Ernährung, die Sie wieder in Ihre Mitte bringen sollen. Damit alles ein bisschen schneller geht, können Sie sich von den angeführten chinesischen Kräutermischungen gut unterstützen lassen. Im Folgenden führe ich einfache Mischungen an, mit denen ich über die Jahre sehr gute Erfahrungen gemacht habe. Die Anwendung der W-Mischungen finden Sie im Kapitel „Die Ost-Route".

Chinesische Kräuter FÜR DIE MITTE

Wenn Sie eine müde Mitte haben und regelmäßig von Sodbrennen und Magenschmerzen geplagt werden oder wenn Ihnen Ihr Essen wie ein Stein im Oberbauch liegt, dann nehmen Sie W12:

W12, WEIDINGER-MISCHUNG NUMMER 12, „HARMONIE DER MITTE“
(entgiftetes Bao He Wan)

SHAN ZHA	Fructus Crataegi	38,00 %
SHEN QU	Massa Medica Fermentata	12,00 %
LAI FU ZI	Semen Raphani Sativi	8,00 %
MAI YA	Fructus Hordei Vulgaris Germinantus	6,00 %
CHEN PI	Pericarpium Citri Reticulatae	6,00 %
XUAN FU HUA	Flos Inulae	12,00 %
FU LING	Sclerotium Poriae Cocos	12,00 %
LIAN QIAO	Fructus Forsythiae Suspensae	6,00 %

Diese Mischung enthält verschiedene Kräuter wie Weißdorn (SHAN ZHA), Rettichsamen (LAI FU ZI) oder Mandarinenschalen (CHEN PI), die die Verdauung im Magen ankurbeln und dort auch Blockaden entfernen. Sie ist sehr wichtig, weil sie die Mitte an ihrer Pforte, dem Magen, unterstützt, und so auch die weiteren Inhaltsstoffe Ihrer Nahrung und Ihres Lebens leichter verdaulich macht.

Wenn Sie eine müde Mitte haben und schon sehr, sehr lange an Magenproblemen mit Druck und Schmerzen leiden, dann nehmen Sie W6:

W6, WEIDINGER-MISCHUNG NUMMER 6, „STÄRKE UND BEFEUCHTE LUNGE UND HERZ“

SANG YE	Folium Mori Albae	20,00 %
XUAN SHEN	Radix Scrophulariae	20,00 %
MAI MEN DONG	Tuber Ophiopogonis Japonici	15,00 %
BEI SHA SHEN	Radix Glehniae	15,00 %
BAI HE	Bulbus Lilii	20,00 %
SHA REN	Fructus Amomi	5,00 %
ZHI GAN CAO	Radix Glycyrrhizae Uralensis (grillé au miel)	5,00 %

Die Kräuter dieser Mischung wie Maulbeerblätter (SANG YE), Lilienzwiebel (BAI HE) und geröstetes Süßholz (ZHI GAN CAO) befeuchten den Magen, regenerieren die Magenwand, das *Yin des Magens,* und kühlen Entzündungen. W6 ist eine sehr gesunde Mischung, die nebenbei noch das Durchschlafen verbessert und ein nervöses Herz beruhigt. Das kann doch nicht schaden, oder?

Wenn Sie immer wieder angstbedingt unter Übelkeit leiden, kann Ihnen W11 helfen:

W11, WEIDINGER-MISCHUNG NUMMER 11, „SANFT OHNE ÜBEL“

FO SHOU	Citrus Sacrodactylus	40,00 %
ZHU RU	Caulis Bambusae in Taenia	25,00 %
ZI SU YE	Folium Perillae	25,00 %
HUANG QIN	Radix Scutellariae Baicalensis	10,00 %

Diese Mischung aus Blättern, Wurzeln und Schalen vertreibt Übelkeit und befreit den Magen von Stress. Sie ist die ideale Mischung auch bei Schwangerschaftsübelkeit.

Wenn Sie eine müde Mitte haben und neben Verdauungsproblemen vor allem körperliche und geistige Müdigkeit sowie Erschöpfung im Vordergrund stehen, können Sie zwischen W14 und W16 wählen:

W14, WEIDINGER-MISCHUNG NUMMER 14, „QI-AUFBAU“

(Si Jun Zi Tang)

DANG SHEN	Radix Codonopsitis	40,00 %
BAI ZHU	Rhizoma Atractylodis Macrocephalae	30,00 %
FU LING	Sclerotium Poriae Cocos	20,00 %
ZHI GAN CAO	Radix Glycyrrhizae Uralensis (grillé au miel)	10,00 %

Diese einfache Mischung aus zwei Wurzeln (DANG SHEN und BAI ZHU), einem Baumschwamm (FU LING) und Süßholz (ZHI GAN CAO) baut die Mitte auf und gibt Ihnen Ihr Qi zurück. Sie ist die Basismischung aller Erschöpfungsmischungen.

W16, WEIDINGER-MISCHUNG NUMMER 16, „QI-HEBER DER MITTE“

(modifiziertes Bu Zhong Yi Qi Tang)

HUANG QI	Radix Astragali Membranacei	26,00 %
DANG SHEN	Radix Codonopsitis	20,00 %
BAI ZHU	Rhizoma Atractylodis Macrocephalae	12,00 %
ZHI GAN CAO	Radix Glycyrrhizae Uralensis (grillé au miel)	5,00 %
DANG GUI	Radix Angelicae Sinensis	12,00 %
CHEN PI	Pericarpium Citri Reticulatae	10,00 %
GE GEN	Radix Puerariae	5,00 %
CHAI HU	Radix Bupleuri	10,00 %

Diese Mischung ist wohl die **wichtigste Mischung der TCM**. Wenn Sie das Internet auf „Bu Zhong Yi Qi Tang“ durchsuchen, werden Sie wahre Wunder bis hin zu „erweckt Tote wieder zum Leben“ finden. Ich darf diese Mischung allen ans Herz legen, die richtig erschöpft sind, egal ob durch ein Burnout, eine schwere Erkrankung oder auch nur durch die täglichen Ängste. Erschöpfung bezieht sich auch auf psychische Erschöpfung, wenn man sich nämlich zu nichts mehr aufraffen kann und am liebsten nur im Bett bleiben möchte.

II. ENTSPANNE DIE LEBER!

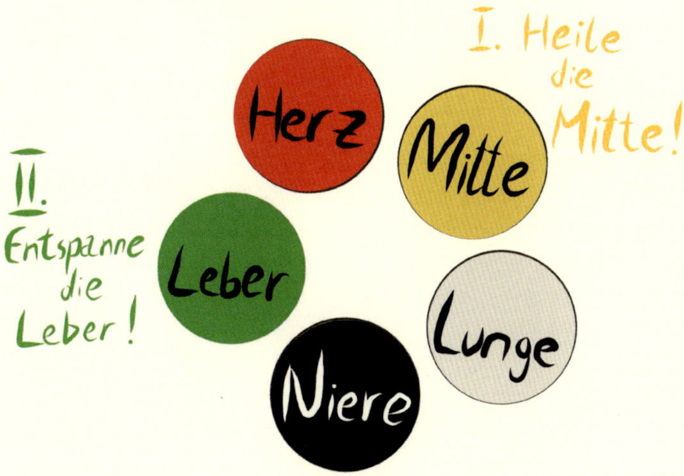

Noch etwas gibt es, was uns hier im Westen aus unserer Mitte bringt: **Stress.**
Die Chinesen sagen: **„Stress ist Wind und Wind ist viel Luft um nichts."**

Denken Sie an den Geist der Leber, den **Hun**. Er liegt in seiner Badewanne, die leider nicht ganz voll ist und jemand macht die Türe auf: **„Tür zu, es zieht!"**, brüllt der Hun. Sie wissen, wie sich das anfühlt.

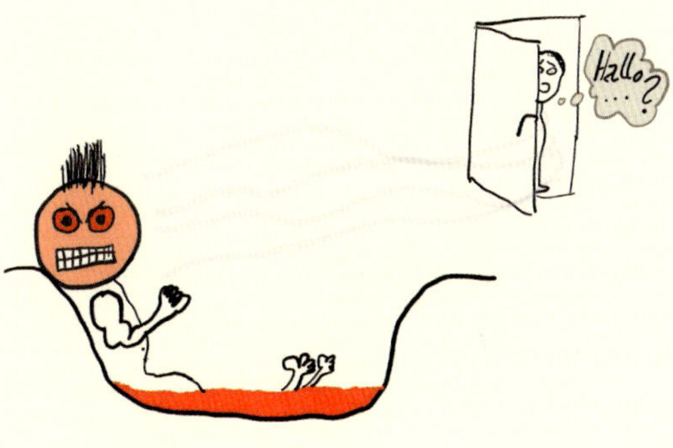

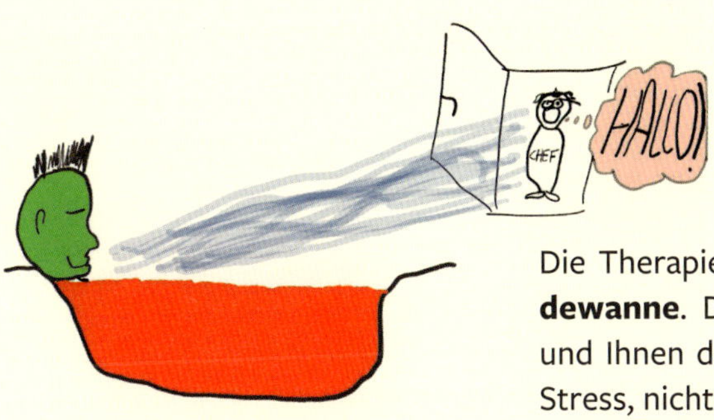

Die Therapie dagegen ist **eine volle Badewanne**. Damit der Hun entspannt ist und Ihnen der Wind des Lebens, also Ihr Stress, nichts anhaben kann, seien Sie lieb zu Ihrer Mitte (siehe „Punkt I. Heile die Mitte!"). Sind Sie lieb zu Ihrer Mitte, produziert die Milz genügend Blut und die Badewanne des Hun ist voll. Öffnet dann jemand die Türe, ist das dem Hun ganz egal.

Blut entspannt und beruhigt. Wer viel Blut hat – wenn also die Mitte ausreichend Blut produziert –, beherbergt entspannte Geister und regt sich nicht so schnell über etwas auf. **Die Leber verwaltet das Blut**. Wer viel Blut hat, hält viel Stress aus. So ist man am Ende des Tages entspannt und kann gut schlafen. Wichtig ist es, sein Blut nicht unnötig an Wind zu verschwenden. Dazu ist es zu wertvoll, denn es wird ja als Yin in der Niere gespeichert, wenn es nicht verbraucht wird, und die Niere ist wiederum die Mutter der Leber.

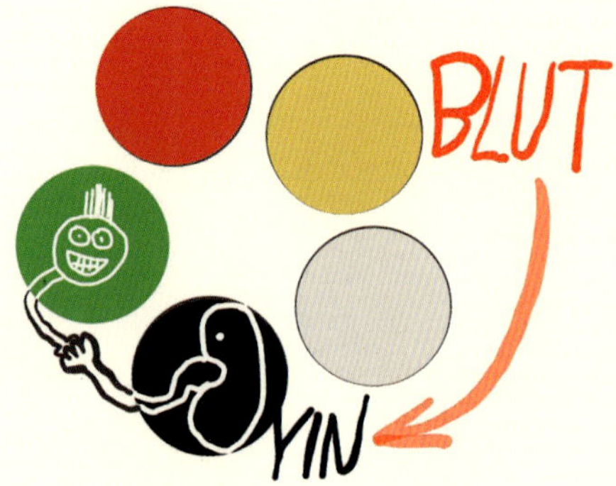

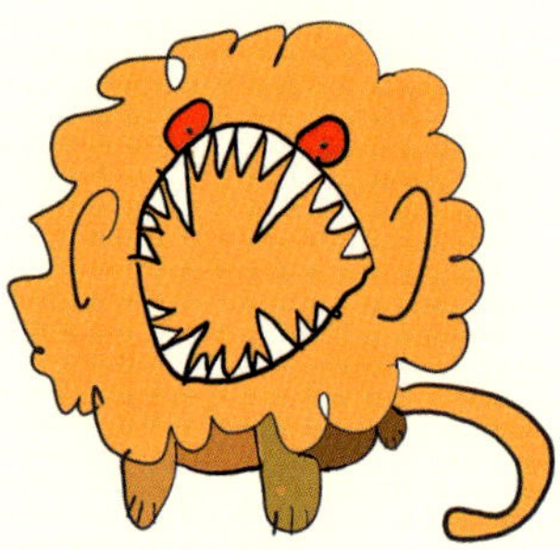

Stress ist eigentlich eine gute Anpassungsreaktion an geänderte Lebensbedingungen. Ein bisschen Stress braucht unser Körper, um sich immer wieder gut an geänderte Situationen anzupassen, wenn sich Dinge wie Jahreszeiten, die Temperatur oder **Tätigkeiten ändern**. Die akute Stressreaktion ist überlebensnotwendig. Wenn ein **Löwe vor uns steht,** müssen wir wegrennen, um zu überleben.

Das Drama unserer Gesellschaft ist, dass wir ständig ein bisschen vor einem Löwen stehen.

Stress ist (überlebens-)notwendig, aber nicht immer. Westlich gedacht werden bei einer Stressreaktion **Stresshormone** ausgeschüttet, die den gesamten Stoffwechsel auf Hochtouren laufen lassen. Dabei wird alles, was in dieser Notfallsituation nicht dringend notwendig ist – wie etwa das Immunsystem und die Wundheilung – unterdrückt, und vor allem werden alle Reserven mobilisiert. Stress verbraucht Blut und **geht an die Substanz**, sobald er ständig vorhanden ist und der Körper nicht mehr zur Ruhe kommt. Und unsere Substanz ist – chinesisch gesprochen – unser **Yin**.

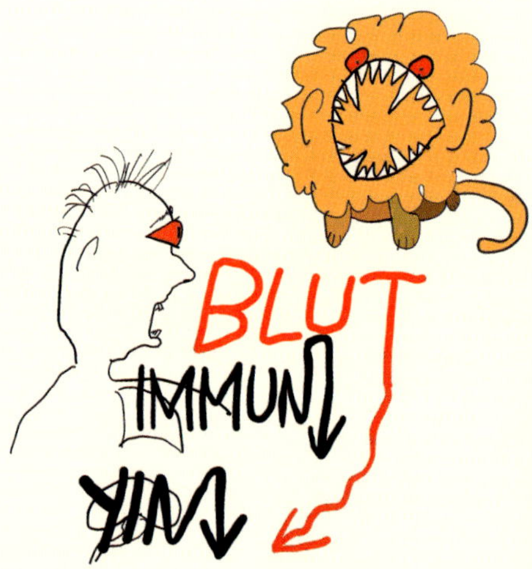

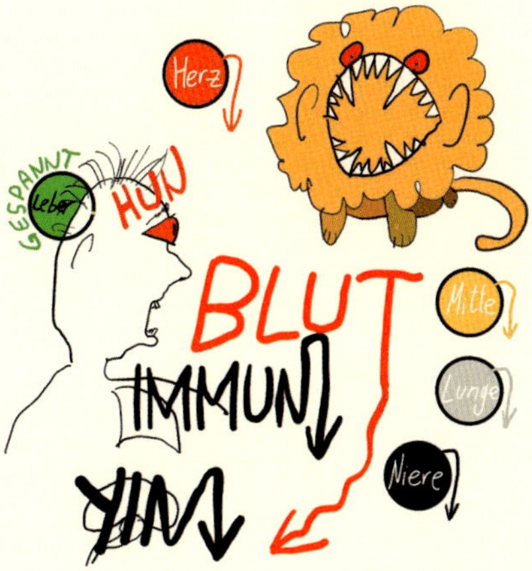

Wenn der Körper dauerhaft gestresst ist, breitet sich die Spannung der Leber auf den ganzen Körper aus. Wie soll man sein Leben **verdauen** können, wenn die Leber so angespannt ist, der Hun so gestaut, weil kein Blut da ist, die **Lunge geschwächt** ist, weil sie nicht mehr von der Mitte genährt wird, und die Niere so leer ist, weil der Stress **an die Nieren geht**? Die Leber schlägt um sich. Wir nennen das *Leber attackiert die Milz* und alle Organe, alle Elemente, leiden darunter.

Fünf Punkte, um Stress zu vermeiden

Reduzieren Sie den Stress in Ihrem Leben, und zwar sowohl den **Eustress** (das ist der, den Sie „brauchen“, den Sie positiv erleben) als auch Ihren **Disstress** (das ist der, der Sie „fertig“ macht, den Sie selbst meiden wollen). Beides ruft die gleiche körperliche Reaktion hervor, beides geht an die Nieren, nur dass Sie den Eustress in Ihrem Gehirn mit ein bisschen Serotonin positiv bewerten, was aber der Niere, die ja weit weg ist vom Gehirn, vollkommen egal ist.

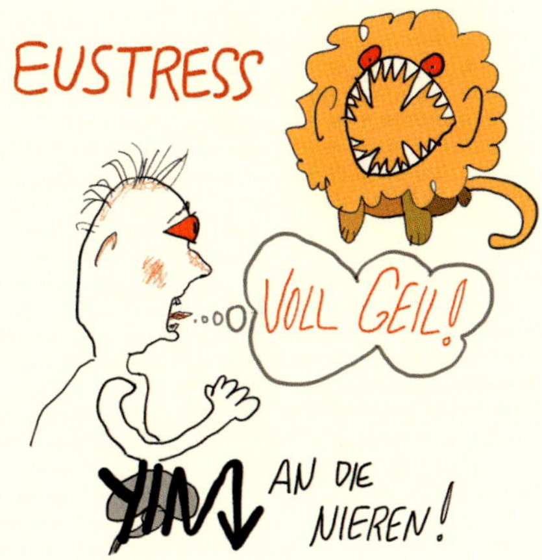

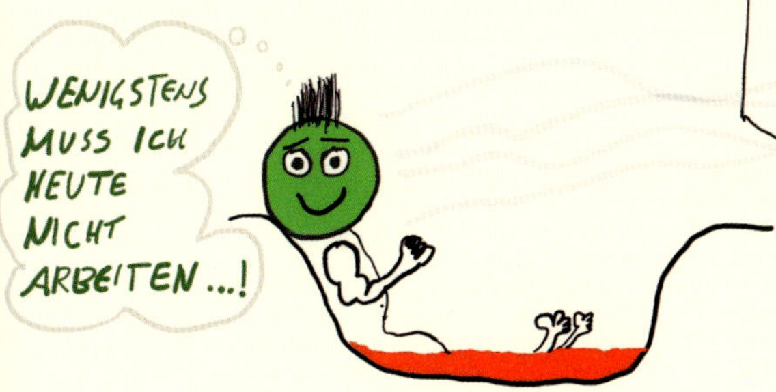

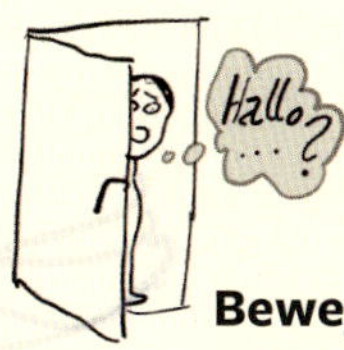

Bewegen Sie sich täglich, entspannt und ohne Stress! Die Aufgabe der Leber ist es, ALLES im Körper zu bewegen. Wenn Sie der Leber, dem Hun, diese Aufgabe abnehmen, indem Sie sich bewegen, kann sich der Hun viel besser entspannen.

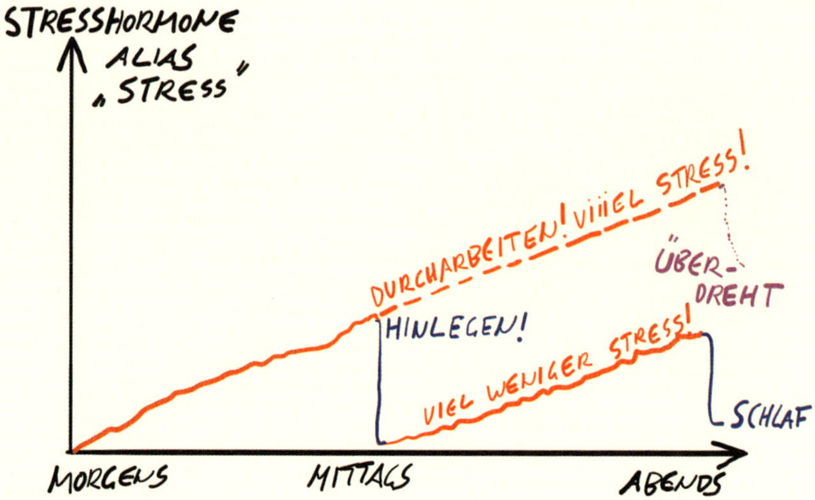

Machen Sie untertags regelmäßig Pausen. Legen Sie sich vor allem immer wieder kurz hin, dann fließt nämlich das Blut in die Leber zurück (sagen die Chinesen) und die Leber glaubt, dass genug Blut da ist. Legen Sie sich idealerweise nach dem Mittagessen kurz hin. Dann haben Sie weniger Stresshormone im Blut und am Abend kommen Sie besser zur Ruhe.

Bewerten Sie Ihren täglichen Stress neu! Worum geht es im Leben wirklich? Wollen Sie am Sterbebett denken: „Das muss ich noch erledigen", „Das muss ich noch für den Chef machen", „Den muss ich noch anrufen" oder „Die Unterlagen muss ich noch überarbeiten"? Ernsthaft? Oder geht es im Leben doch um etwas ganz anderes?

Achten Sie auf Ihre Niere! In der Niere sitzt die Angst. Denn alles, was Ihre Niere belastet, belastet auch Ihre Leber. Die Leber ist ja das Kind der Niere. Wenn die Niere ihr Kind nicht mehr beschützen kann – mit der Substanz Yin und mit der Energie Yang – dann wird die Leber schwach und angespannt, weil es ja weitergehen muss …

Chinesische Kräuter FÜR LEBER UND BLUT

Die häufigste Ursache für eine angespannte Leber ist Blutmangel. Wenn Sie also auf Stress stark reagieren, getrieben und unruhig, aber gleichzeitig müde sind, dann kann Sie W18 unterstützen:

W18, WEIDINGER-MISCHUNG NUMMER 18, „FRAUEN-BLUT-MISCHUNG"
(modifiziertes Tao Hong Si Wu Tang)

GOU QI ZI	Fructus Lycii	25,00 %
NU ZHEN ZI	Fructus Ligustri	15,00 %
DANG GUI	Radix Angelicae Sinensis	17,50 %
BAI SHAO YAO	Radix Paeoniae Lactiflorae	17,50 %
CHUAN XIONG	Radix Ligustici Wallichii	15,00 %
TAO REN	Semen Persicae	5,00 %
HONG HUA	Flos Carthami	5,00 %

Diese Mischung enthält so gute Kräuter wie Goji-Beeren (GOU QI ZI), Engelswurz (DANG GUI) und die Wurzel der Pfingstrose (BAI SHAO YAO). Sie schmeckt wie eine süße Suppe und kann natürlich von Frauen und Männern genommen werden. Gerade wenn Frauen dann auch noch zusätzlich Menstruationsbeschwerden haben, sollte W18 zum Blutaufbau genommen werden, dann auch mindestens einmal drei Monate lang. Gut Ding braucht eben Weile.

Viele Ängste beginnen nach Geburten. Chinesisch gedacht geht es immer um Blutmangel, der durch das Heranreifen des Kindes während der Schwangerschaft und bei der Geburt entsteht. Folgende Mischung sollte daher nach jeder Geburt mindestens 40 Tage lang – für die Dauer des Wochenbettes – gut dosiert eingenommen werden, also zwei- bis dreimal täglich 3 bis 4 Gramm Granulat. Das erspart nicht nur den Wochenbettblues, sondern auch alle Probleme, auch psychische, welche sich in den folgenden Jahren entwickeln können. Nehmen Sie dafür W17:

W17, WEIDINGER-MISCHUNG NUMMER 17, „DER WOCHENBETT-BLUT-TURBO"
(Dang Gui Bu Xue Tang, Angelica-Dekokt zur Tonisierung des Blutes)

HUANG QI	Radix Astragali Membranacei	80,00%
DANG GUI	Radix Angelicae Sinensis	20,00%

Diese Mischung besteht nur aus der mongolischen Tragantwurzel (HUANG QI) und der Engelswurz (DANG GUI). So einfach sie scheinen mag, so effektiv und nachhaltig ist sie in ihrer Wirkung.

Wenn Sie der klassische hochtourige Managertyp sind, schnell überkochen und vielleicht auch noch ein Mann sind, dann brauchen Sie W22:

W22, WEIDINGER-MISCHUNG NUMMER 22, „DIE VOLL GESPANNTE LEBER“
(Chai Hu Shu Gan San, Bupleurum-Dekokt, das die Fülle der Leber befreit)

CHEN PI	Pericarpium Citri Reticulatae	19,00 %
CHAI HU	Radix Bupleuri	19,00 %
CHUAN XIONG	Radix Ligustici Wallichii	14,00 %
ZHI KE	Fructus Citri Aurantii	14,00 %
BAI SHAO YAO	Radix Paeoniae Lactiflorae	14,00 %
ZHI GAN CAO	Radix Glycyrrhizae Uralensis (grillé au miel)	6,00 %
XIANG FU	Rhizoma Cyperi	14,00 %

Eine Zitrusschale (CHEN PI) und -frucht (ZHI KE), die Hasenwurz (CHAI HU) und wiederum die Wurzel der Pfingstrose (BAI SHAO YAO) geben hier den Ton an. Natürlich können auch Frauen diese Mischung nehmen, für Frauen sind W18 oder W23 aber noch unterstützender.

Wenn Ihre Symptome bei Stress schlimmer werden und Ihr Bauch, Ihre Regel oder ganz allgemein Ihr Gemüt davon betroffen sind, sollten Sie sich von W23 unterstützen lassen:

W23, WEIDINGER-MISCHUNG NUMMER 23, „FREE AND EASY“
(Xiao Yao San, Pulver der heiteren Gelassenheit)

CHAI HU	Radix Bupleuri	17,50 %
DANG GUI	Radix Angelicae Sinensis	17,50 %
BAI SHAO YAO	Radix Paeoniae Lactiflorae	17,50 %
BAI ZHU	Rhizoma Atractylodis Macrocephalae	17,50 %
FU LING	Sclerotium Poriae Cocos	17,50 %
ZHI GAN CAO	Radix Glycyrrhizae Uralensis (grillé au miel)	8,50 %
BO HE	Herba Menthae Haplocalycis	4,00 %

Bei „Free and easy“ ist der Name Programm. Diese Mischung ist die wichtigste chinesische Mischung für „Leber attackiert die Mitte“ und damit auch für uns hier im Westen. Was ist bei uns nicht *Leber attackiert die Mitte,* wo wir so getrieben sind, abgehetzt und kilometerweit entfernt von der eigenen Mitte? Dabei stärken diese einfachen Kräuter ausschließlich, und zusätzlich schmeckt diese Mischung auch noch gut nach Süßholz und Minze.

Wenn Sie vor allem in stressigen Zeiten immer wieder starke Bauchschmerzen und Durchfälle haben, egal ob Sie das westlich Reizdarmsyndrom, chronische Colitis oder Lebensmittelunverträglichkeit nennen, dann brauchen Sie W24:

W24, WEIDINGER-MISCHUNG NUMMER 24, „ENTSPANNTER BAUCH"

(Tong Xie Yao Fang, Rezeptur für schmerzhaften Durchfall)

BAI ZHU	Rhizoma Atractylodis Macrocephalae	40,00 %
BAI SHAO YAO	Radix Paeoniae Lactiflorae	26,50 %
CHEN PI	Pericarpium Citri Reticulatae	20,00 %
FANG FENG	Radix Ledebouriellae Divaricatae	13,50 %

Diese einfache Mischung hat schon so viel Leid beendet. Wenn man sich in seinem Körper wieder wohlfühlt und seine Mitte wiederfindet, hat die Angst keine Chance.

III. KÜMMERE DICH UM DEINEN SHEN!

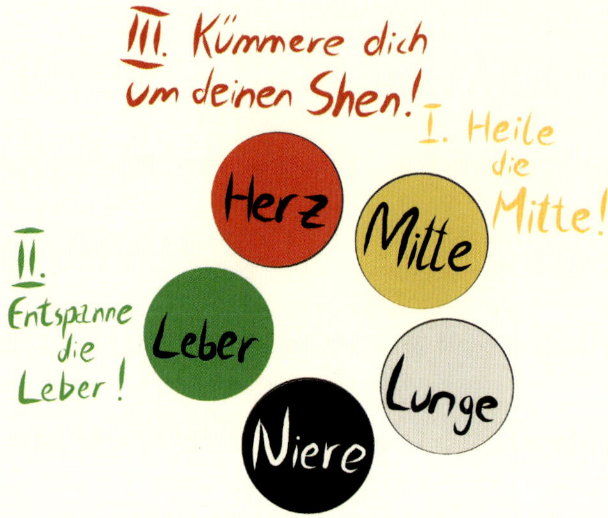
III. Kümmere dich um deinen Shen!
I. Heile die Mitte!
II. Entspanne die Leber!
Herz
Mitte
Leber
Lunge
Niere

Shen ist der Geist des Herzens. Diesem geht es – chinesisch gedacht – gut, wenn er in einer mit Blut gefüllten Badewanne sitzt. Dann ist er entspannt und strahlt, und dieses Strahlen erkennt man im Gesicht, an den Haaren und an der Körperhaltung. Alles strahlt. Denken Sie an eine Hundefutterwerbung: Sie sehen einen schönen Hund mit vollem, glänzendem Fell, das im Wind weht. Der Hund hat so richtig Spaß an der Bewegung und am Leben. Und warum? Weil er gut gegessen hat. Nämlich das Hundefutter, das Sie kaufen sollen. Das bringt es auf den Punkt: **Seien Sie lieb zu Ihrer Mitte**, mit gutem und richtigem Essen, dann stellt diese genug Qi und Blut her, und dem Shen, dem Geist des Herzens, geht es so richtig gut.

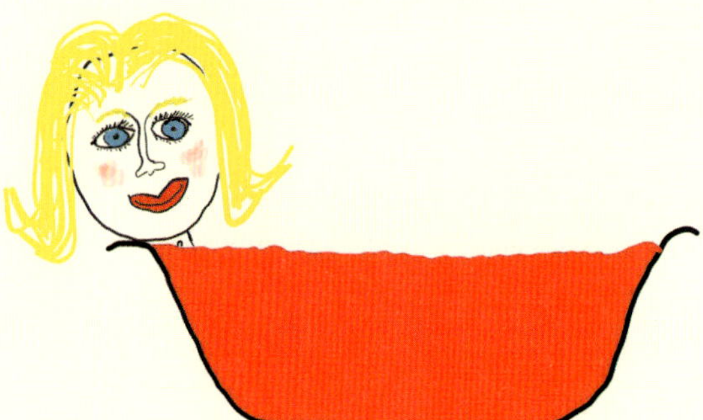

Wissen Sie noch, wovon Sie als Kind geträumt haben, was Sie einmal werden wollten, was Sie einmal im Leben erreichen wollten? Alles kann sich ändern, alles darf sich ändern, Ziele, Träume, Wünsche, aber die Freude soll nie aus dem Herzen verschwinden.

Was bringt das ganze Leben, wenn man keine Freude im Herzen hat? Was bringt es, einen Lebensweg zu gehen, wenn man nicht die Vision eines Zieles vor Augen hat? Ein indianisches Sprichwort sagt: **„Sag mir deine Träume und ich sage dir, wer du bist."**

Wieder auf das eigene Herz hören

Kümmern Sie sich um das, was Ihre Seele braucht, was **Ihnen** guttut. Tun Sie das, was Ihnen Ihr Herz sagt, und hören Sie dabei nur auf sich, nicht auf andere. Wir wissen alle, wie schnell es geht, dass die eigenen Wünsche und Träume auf der Strecke bleiben, besonders dann, wenn man sich um andere kümmern soll, um Kinder, Partner, in die Jahre gekommene Eltern. Schaffen Sie sich Freiräume, auch wenn es nur ein paar Minuten pro Tag sind. Aber in dieser Zeit tun Sie nur das, was Ihnen guttut. Das können einfache Dinge sein: sich hinlegen und träumen, im Wald spazieren gehen, ein gutes Buch lesen, sich mit Freunden treffen und lachen, Yoga praktizieren, meditieren, mit dem Hund laufen gehen oder sich zum Beispiel massieren lassen.

Wichtig ist, dass es Ihnen guttut und dass Sie sich wieder spüren, Ihre Bedürfnisse wieder erkennen, dass Sie wieder glücklich sind. Vielleicht sind das anfangs nur ein paar Momente pro Tag, aber dafür **jeden Tag**, und vielleicht wächst Ihr Glück in Ihnen schön langsam wieder heran. **Glück kann man lernen**. **Glück muss man üben.** Vielleicht können Sie sich dann den großen Fragen des Lebens stellen und wieder zu träumen beginnen: „Wozu bin ich auf dieser Welt?" – „Was will ich in diesem Leben noch erreichen?" – „Was ist der Sinn meines Lebens?" – „Geht es

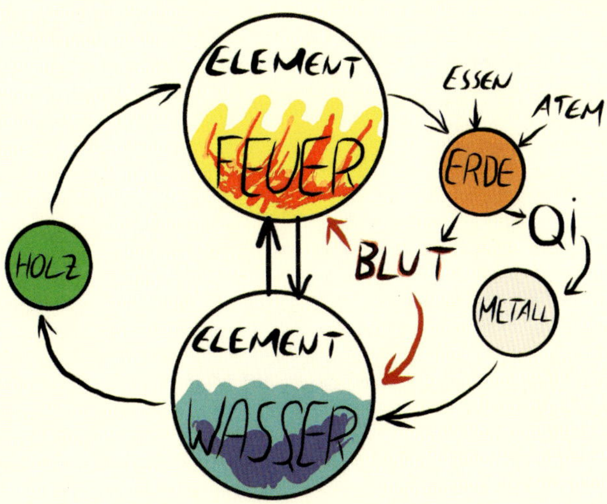

nicht auch mit viel weniger?" – „Muss ich wirklich so viel arbeiten?" – „Welche Arbeit erfüllt mich wirklich?" – „Wie könnte ich mein Leben verändern, um glücklich zu sein?" – „Wie kann ich mit den Menschen in meiner Umgebung glücklich sein?"

Beginnen Sie mit dem Essen – seien Sie lieb zu Ihrer Mitte –, kümmern Sie sich dann um Ihren Stress, träumen Sie wieder, bevor wir uns überhaupt mit den Ängsten beschäftigen …

Chinesisch ist die wichtigste Achse im Körper die **Verbindung zwischen Herz und Niere**, zwischen Feuer und Wasser, zwischen Freude und Angst. Diese Gegensatzpaare sollten immer gut im Gleichgewicht sein. Das Herz kann nur dann glücklich sein, wenn es der Niere – unseren Reserven – gut geht. Ein strahlender Shen ist dann vorhanden, wenn der Zhi der Niere zufrieden ist. Glück und Angst halten einander dann die Waage. Wenn der Shen strahlt, sind die Ängste unter Kontrolle. Eine gesunde Mitte füllt die Vorratskammern der Niere und befüllt die Badewanne des Shen und alle, also auch Leber und Lunge, sind zufrieden.

Ein chinesisches Sprichwort sagt: „Der Mensch wird durch andere Menschen zum Menschen." Dazu passt dieses Zitat von Albert Schweitzer: „Das Glück ist das Einzige, das sich verdoppelt, wenn man es teilt." Die Einstellung „Ich gegen den Rest der Welt" sollten Sie also tunlichst vermeiden, denn damit kann man nur verlieren.

Suchen und finden Sie die Nähe zu anderen Menschen, am besten im Rahmen von etwas, das Ihren Shen zum Leuchten bringt: Gehen Sie in einen Yogakurs oder tanzen, schließen Sie sich einer Wandergruppe an, helfen Sie in der Kirche ehrenamtlich mit, unterstützen Sie eine Selbsthilfegruppe (zum Beispiel gegen Angst), treten Sie einer Schauspielgruppe oder einem Chor bei oder gehen Sie für etwas demonstrieren, wofür Ihr Herz schlägt. Wählen Sie eine Tätigkeit, bei der Sie mit anderen Menschen in Kontakt kommen. Das Herz braucht ja auch alle anderen vier Elemente, vor allem die Niere. Gerade in der Corona-Zeit ist uns bewusst geworden, wie wichtig der direkte Kontakt mit anderen Menschen ist. Allein schon die Hoffnung, all diese Begegnungen bald wieder regelmäßig haben zu können, hat in der schweren Zeit viele nicht verzweifeln lassen.

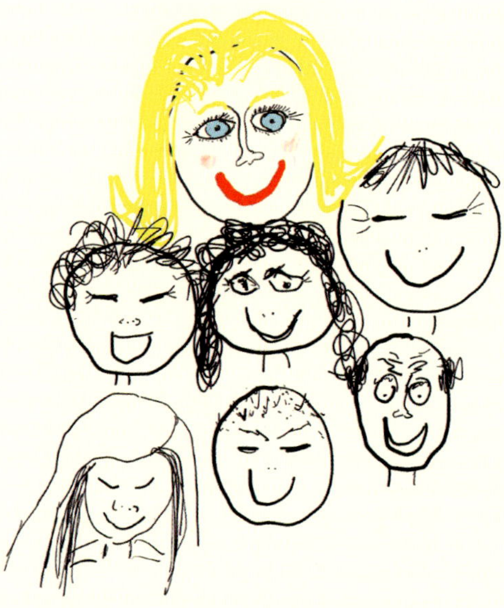

Chinesische Kräuter
FÜR HERZ UND SHEN

Wenn Sie vermehrt Herzstolpern und immer wieder ein Druckgefühl in der Herzgegend haben, sollten Sie das unbedingt von einem Internisten abklären lassen. Kommt dann heraus, dass es sich um harmlose Rhythmusstörungen handelt, könnte Ihnen W6 helfen:

W6, WEIDINGER-MISCHUNG NUMMER 6, „STÄRKE UND BEFEUCHTE LUNGE UND HERZ"

SANG YE	Folium Mori Albae	20,00 %
XUAN SHEN	Radix Scrophulariae	20,00 %
MAI MEN DONG	Tuber Ophiopogonis Japonici	15,00 %
BEI SHA SHEN	Radix Glehniae	15,00 %
BAI HE	Bulbus Lilii	20,00 %
SHA REN	Fructus Amomi	5,00 %
ZHI GAN CAO	Radix Glycyrrhizae Uralensis (grillé au miel)	5,00 %

Mit dieser Mischung wird das Yin (die Substanz) von Herz, Lunge und Magen gestärkt. Yin beruhigt und kühlt. Diese Mischung hilft auch bei chronischem Reizmagen, chronischem Husten oder Durchschlafstörung.

Wenn es um Ihren Shen, also um Ihre Lebensfreude geht und Sie auch noch schlecht schlafen können, vor allem wenn Sie schlecht einschlafen, weil Sie nicht abschalten können, nehmen Sie W25:

W25, WEIDINGER-MISCHUNG NUMMER 25, „SHEN ZUR RUHE"

(modifiziertes und erweitertes Suan Zao Ren Tang)

SUAN ZAO REN	Semen Zizyphi Spinosae	34,00 %
FU SHEN	Poria Paradicis	12,00 %
CHUAN XIONG	Radix Ligustici Wallichii	12,00 %
ZHI MU	Radix Anemarrhenae Asphodeloidis	12,00 %
YUAN ZHI	Radix Polygalae Tenuifoliae	6,00 %
BAI ZI REN	Semen Biotae Orientalis	6,00 %
LONG GU	Os Draconis	5,00 %
MU LI	Concha Ostrae	5,00 %
GAN CAO	Radix Glycyrrhizae Uralensis	8,00 %

Neben Samen und Wurzeln finden sich noch Austernschale (MU LI) und Mineralien (LONG GU, „Drachenknochen") in der Mischung. Sie ist also nicht vegetarisch oder vegan. W25 hilft oft, wenn man seelisch nicht mehr weiterweiß.

IV. PFLEGE DEINE LUNGE, ATME!

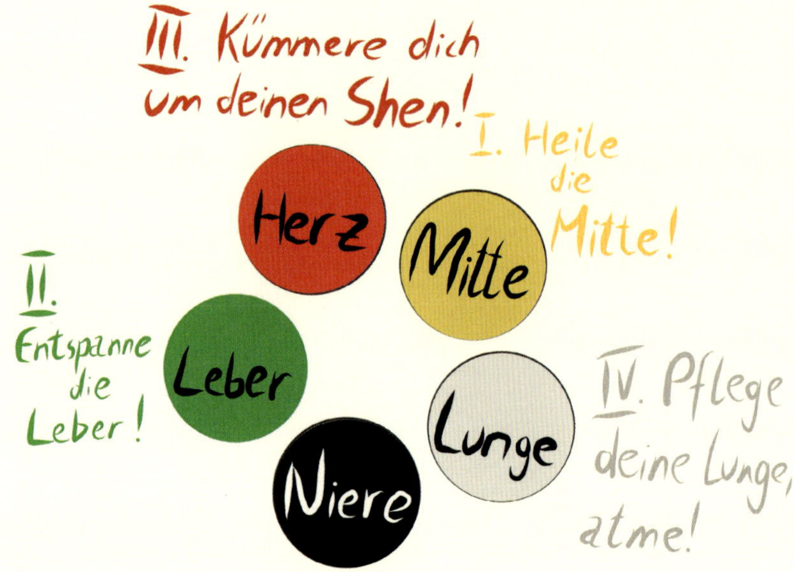
III. Kümmere dich um deinen Shen!
I. Heile die Mitte!
Herz
Mitte
II. Entspanne die Leber!
Leber
Lunge
IV. Pflege deine Lunge, atme!
Niere

Wir atmen, um zu verdauen. Das vergessen wir gerne. Unsere Mitte nimmt die Nahrung zu sich und verwendet den Sauerstoff aus der Atemluft, um die Nahrung zu verbrennen. Dadurch entsteht **Wärme**, unsere Körpertemperatur, unsere Energie, unser chinesisches **Qi**. Ohne Wärme funktioniert nichts in unserem Körper. Alle Enzyme unseres Körpers brauchen 37 °C, um zu funktionieren. Darum ist warmes Essen so wichtig. So sparen wir Energie und können das Qi viel sinnvoller verwenden, um etwa zu denken, zu arbeiten, Gefühle zu empfinden oder um uns einfach nur wohl zu fühlen.

Die Basis von alledem ist **ein frei fließender Atem**, und das setzt eine **gute Atmung** voraus. Wenn wir in der Arbeit zusammengekrümmt an unserem Platz sitzen, ist es nicht möglich, gut zu atmen.

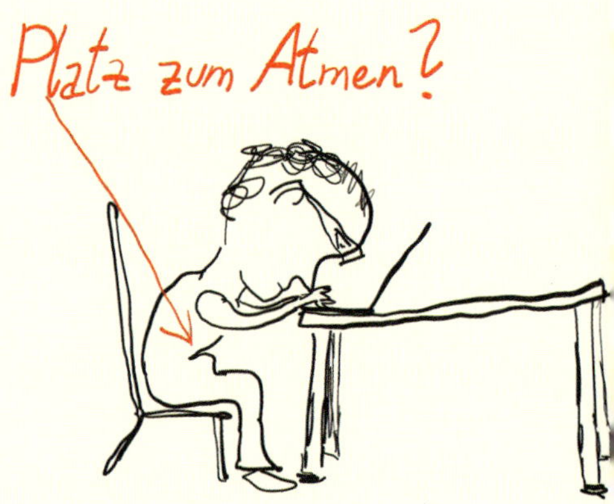
Platz zum Atmen?

Daher ist es wichtig, in der Arbeit immer wieder aufzustehen, sich zu strecken und gut durchzuatmen. Sie können ja eine „Rauchpause ohne Rauch“ machen. Die Raucher haben sich immer schon ihre Pausen gegönnt, die anderen hatten eher ein schlechtes Gewissen, wenn sie Pause machten. Natürlich atmen Sie intensiver, wenn Sie sich bewegen. Also kombinieren Sie doch gleich die „Hausaufgaben für die Leber“ mit denen für die Lunge: **Bewegen Sie sich täglich entspannt, machen Sie regelmäßig Pausen, strecken Sie sich dabei gut und atmen Sie tief durch!**

Eine große Bedeutung **bei der Angst** hat **die Atmung**. Stellen Sie sich vor, Sie haben Angst vor jemandem und Sie verstecken sich vor ihm hinter einer Hecke. Je näher diese Person kommt, desto weniger werden Sie atmen. Sie halten sogar die Luft an, um ja nicht gehört und damit bemerkt zu werden. Das ist eine natürliche Reaktion. Denken Sie an Hasen auf dem Feld, die erstarren und sich nicht regen, um mit der Umgebung zu verschmelzen und nicht entdeckt zu werden, wenn Gefahr droht.

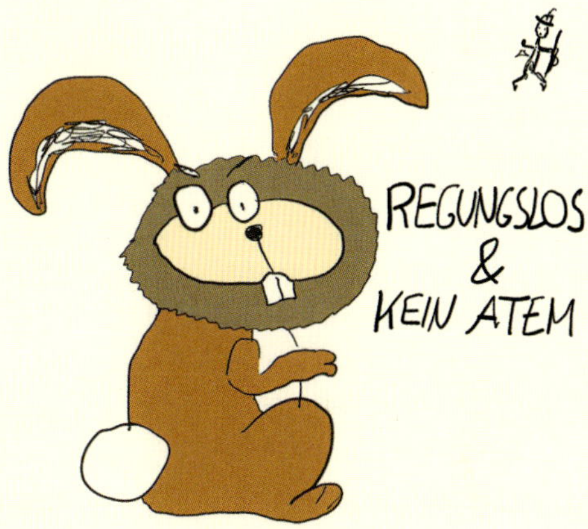
REGUNGSLOS
&
KEIN ATEM

Denken Sie auch an Raubtiere, kurz bevor sie angreifen: Sie erstarren ebenfalls in der Bewegung und halten die Luft an, um nicht entdeckt zu werden.

Egal ob Sie in einer Gefahrensituation angreifen oder flüchten, Sie erstarren und halten die Luft an. Das ist ein überlebensnotwendiger Reflex, wenn man ein Raubtier oder ein Fluchttier ist. Wenn man sich das als Mensch bei jeder Stress- oder Angstsituation angewöhnt, kommt der Körper nicht zur Ruhe (es werden Stresshormone ausgeschüttet), er erstarrt (stellt sich tot) und bekommt nicht genug Atemluft, um zu verdauen.

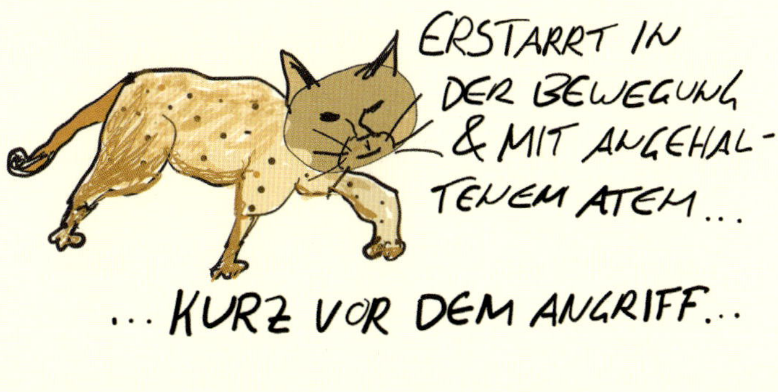
ERSTARRT IN
DER BEWEGUNG
& MIT ANGEHAL-
TENEM ATEM...
... KURZ VOR DEM ANGRIFF...

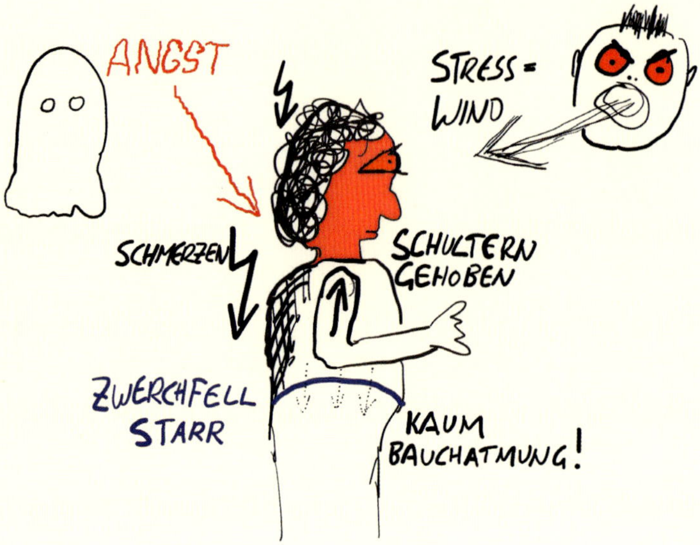

Eine Konsequenz der **Stress-Atmung** ist, dass man nur im Brustkorb atmet und nicht in den Bauch hinein. Die Schultern sind nach oben gezogen, damit noch ein bisschen mehr Luft in die Lungenspitzen hineinpasst. Alle Muskeln des Brustkorbs, die als Atemhilfsmuskeln dienen, sind angespannt und verursachen die typischen Schmerzen im oberen Rückenbereich. Mit diesen verspannten Muskeln zu atmen, ist nicht sehr effektiv. Auch das Zwerchfell ist angespannt, sodass der Atemfluss nicht gut in den Bauch gelangt.

Drei Viertel der Atmung sollten durch den Bauch erfolgen, nur etwa ein Viertel durch den Brustkorb. Um diesen Stress- und Angst-Teufelskreis zu durchbrechen, müssen Sie **richtig atmen lernen**. Der Atem ist Ihr ständiger Begleiter. Ihn können Sie nutzen, um aus Stress und Angst auszusteigen.

Fünf Atemübungen

ATEMÜBUNG 1

Legen Sie sich auf dem Boden – am besten auf einer Gymnastik- oder Yogamatte – flach auf den Rücken. Legen Sie eine Hand auf Ihren Brustkorb und die andere Hand auf Ihren Bauch. Beobachten Sie zunächst einfach Ihre Atmung. Atmen Sie idealerweise durch die Nase, falls diese verstopft ist, atmen Sie durch den Mund.

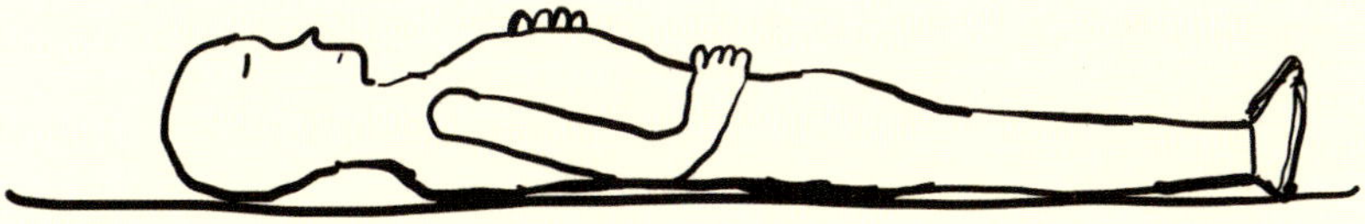

Welche Hand hebt sich in der Einatmung, welche senkt sich in der Ausatmung? Aus meiner langjährigen Beobachtung als Arzt und Yogalehrer weiß ich, dass viele Menschen, die unter Angst und Stress leiden, sich schwertun, mit dem Bauch zu atmen. Bei manchen Menschen ist das so ausgeprägt, dass die Atmung nur mit dem Brustkorb funktioniert, was mit einem verspannten Rücken und einem starren Brustkorb sehr anstrengend ist.

Heben Sie nun bei der Einatmung Ihre Hand, die auf dem Bauch liegt. Dann senken Sie diese Hand wieder bei der Ausatmung.
Das ist die wichtigste Atmungsform. Die Atmung mit dem Brustkorb soll ja die notwendige Reserve sein für den Fall, dass wir davonlaufen müssen. Nehmen Sie sich bitte viel Zeit, diese Atmung zu üben. Irgendwann sollte sie Ihre normale Atmung werden.

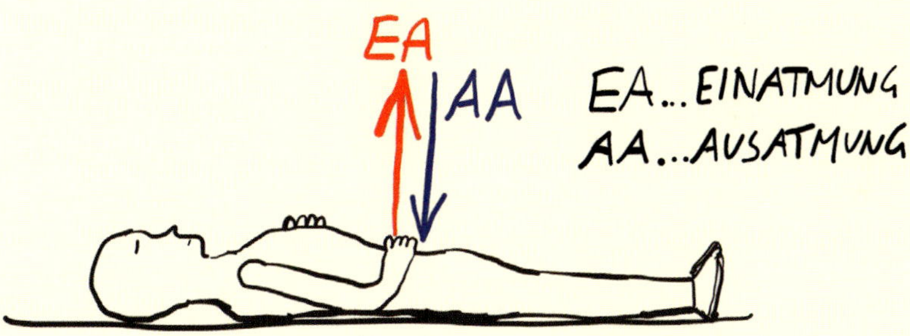

ATEMÜBUNG 2

Nun machen Sie dasselbe im Stehen oder im Sitzen. Unterstützen Sie dabei die Ausatmung, indem Sie während dieser die Schultern tiefer und tiefer fallen lassen. Wenn Sie wieder einatmen, heben sich die Schultern ganz von allein, Sie müssen also nicht bewusst daran denken.

Sie können sich auch helfen lassen, indem Ihnen jemand die Hände auf die Schultern legt und während Ihrer Ausatmung Ihre

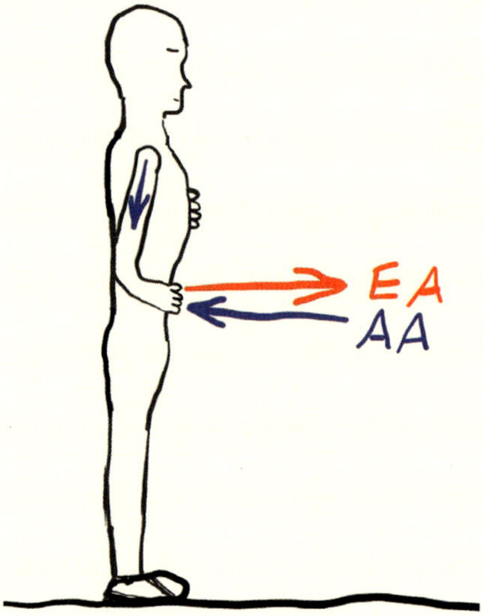

Schultern sanft nach unten drückt. So bekommen Sie noch leichter ein Gefühl dafür, wie weit die Schultern eigentlich oben sind und wie tief sie hinunterfallen können.

Vor allem aber trainieren Sie so das **Zwerchfell** – Ihren wichtigsten Atemmuskel – und aktivieren durch das tiefe Atmen in den Bauch hinein auf natürliche Weise die Magen- und Darmtätigkeit.

Die Bauchatmung ist ein wichtiges Werkzeug, um wieder in **Ihre Mitte zu kommen**.

Ihr Ziel sollte es sein, dass Sie die tiefe Bauchatmung in Ihren Alltag integrieren. Üben Sie auch bei der Arbeit am Schreibtisch. So werden Sie intuitiv eine bessere Sitzhaltung einnehmen.

Ziel dieser beiden Atemübungen ist es, die Spannung im Brustkorb und im oberen Rückenbereich abzubauen und die Brustatmung wieder als natürliche Atemreserve für vermehrte Anstrengungen zu nutzen.

ATEMÜBUNG 3

Diese Übung beginnen wir im Liegen: Legen Sie wieder eine Hand auf Ihren Brustkorb und die andere Hand auf Ihren Bauch. Beginnen Sie wie in Atemübung Nummer 1: Beobachten Sie zunächst, welche Hand sich bei der Einatmung hebt und welche sich bei der Ausatmung senkt.

Nach ein paar Atemzügen konzentrieren Sie sich ausschließlich auf die Ausatmung: Atmen Sie *langsam* und *so lange wie möglich* mit dem Bauch aus, die Hand auf dem Bauch sollte sich jetzt senken. Pressen Sie dabei auch noch die letzte Luft aus dem Brustkorb heraus. Dadurch senkt sich auch die Hand auf dem Brustkorb leicht. Die Ausatmung sollte nur so lange dauern, dass Sie noch entspannt einatmen können.

Wenn Sie keine Luft mehr aus Ihren Lungenflügeln pressen können, lassen Sie einfach die Einatmung kommen. Dabei sollte kein *Lufthunger* entstehen: Lufthunger bedeutet, dass man schon Atemnot hat und die Atemluft in der Einatmung gierig aufsaugt.

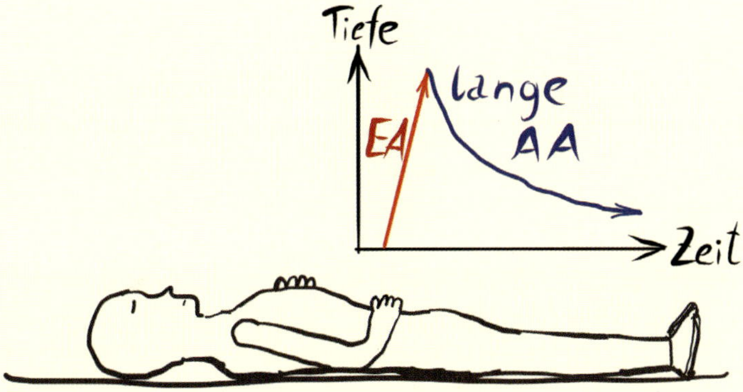

Sobald Sie das im Liegen gut beherrschen, üben Sie es auch im Stehen und im Sitzen.

Warum ist das Atmen so wichtig?

Wenn Sie Stress haben oder sich erschrecken, **atmen Sie schnell mit dem Brustkorb ein und nicht mehr gut aus.** Die Bauchregion hingegen ist im Stress wie tot: Stress unterdrückt die Verdauung sowie die Darmbewegung und verhindert, dass der Magen sich nach unten in den Dünndarm entleert. Wie wir chinesisch sagen: **Leber attackiert die Mitte.**

Wenn Sie lernen, **in aller Ruhe lange durch den Bauch auszuatmen,** und dann in einer stressigen Situation sind, Angst haben oder sich erschrecken, nervös sind und „sich verlieren", beenden Sie den *körperlichen* Stress, die *körperliche* Angst, den *körperlichen* Schrecken und die *körperliche* Nervosität.

Dem Atem folgt der Geist.

Sobald der Körper Stress und Angst nicht mehr erlebt, verschwinden Stress und Angst aus der Psyche. Körper und Psyche gehen ineinander über.

Die Verbindung zwischen Körper und Psyche ist der Atem.

Wenn Sie also Angst und Stress bekommen, bleiben Sie *in Ihrer Mitte*, in Ihrem Bauch, und atmen Sie langsam, lange und konsequent aus dem Bauch aus.

Üben Sie diese ersten drei Übungen in aller Ruhe und vor allem **ohne Leistungsdruck**. Genießen Sie Ihren Atem. Er ist immer dabei. Auf ihn können Sie immer zurückgreifen. Auf ihn können Sie sich immer verlassen. Also nehmen Sie sich viel Zeit. Wenn diese drei Übungen im Liegen, Stehen und Sitzen in Ruhe und auch im Alltag gut funktionieren, machen Sie mit der nächsten Übung weiter.

ATEMÜBUNG 4

Beginnen Sie zunächst wieder im Liegen: Beobachten Sie Ihren Atem zuerst ein paar Atemzüge lang. Achten Sie nun auf die Hand auf Ihrem Bauch und darauf, dass Sie durch den Bauch ein- und ausatmen.

Verlängern Sie nun die Ausatmung aus dem Bauch, bis Sie die ganze Luft aus dem Bauch ausgeatmet haben. Pressen Sie jetzt auch noch die Luft aus dem Brustkorb und machen Sie nun **am Ende der Ausatmung eine Atempause**. Sie hören einfach auf zu atmen. Genießen Sie die Stille, die Ruhe und die Entspannung des Körpers in dieser Pause nach der Ausatmung. Um Ihren Geist zu beschäftigen, können Sie gern im Kopf zählen, wie lange es entspannt möglich ist, den Atem anzuhalten.

Dann atmen Sie ohne Lufthunger ein. Lassen Sie die Einatmung einfach geschehen, Sie brauchen sie nicht zu kontrollieren. Der Körper nimmt sich die Luft schon, die er benötigt. Schließen Sie ein paar Atemzüge ohne Kontrolle an. Machen Sie danach wieder einen Atemzyklus mit einer Atempause am Ende der Ausatmung.

In dieser **Atemstille**, der Atempause nach der Ausatmung, kommen Körper und Geist völlig zur Ruhe. Das ist ein besonderer Moment. Hier beginnt die Meditation.

Nehmen Sie sich viel Zeit, um diese vierte Atemübung zu verinnerlichen. Sobald es im Liegen funktioniert, üben Sie auch im Stehen und im Sitzen, vor allem aber auch in entspannten sowie später in stressigen Situationen des Alltags. Mit der Zeit werden Sie die Hände auf dem Bauch und auf dem Brustkorb auch nicht mehr benötigen, weil Sie Ihre Atmung schon wunderbar in den Bauch lenken können.

Ich mache diese Übung untertags regelmäßig in der Arbeit, um mit meinem Atem „unten zu bleiben“. Sie hilft, dass sich der obere Rücken und der Kopf während eines stressigen Tages nicht verspannen, wenn ich am Computer sitze oder mit Patienten spreche und Gefahr laufe, „mich zu verlieren“. Chinesisch sagen wir, dass wir mit dieser Übung „das Yang absenken“. Kein Mensch bemerkt, wenn Sie sich auf Ihre Atmung konzentrieren und kurz die Luft anhalten.

Halten Sie die Luft immer am Ende der Ausatmung an, nicht am Ende der Einatmung! Am Ende der Einatmung gibt es keine Atemstille, sondern große Aktivität. Damit heizen Sie sich nur noch zusätzlich an. Das ist dann genau das, was man oft unbewusst in einer stressigen Situation macht.

Mit der folgenden Übung runden wir unsere Atemübungen ab und steigen gleichzeitig in Yoga ein. Was passiert, wenn man

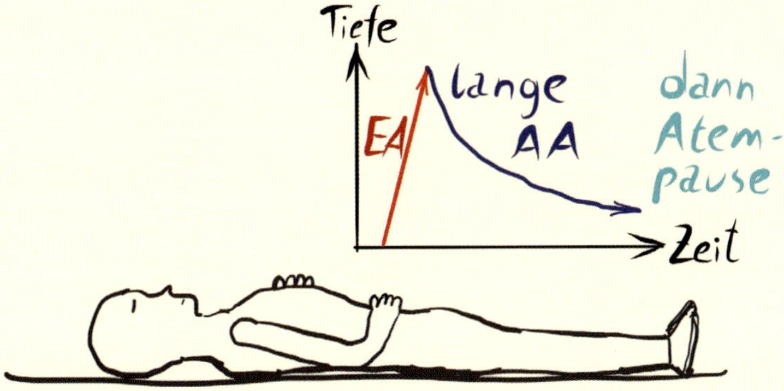

vor Angst starr wird, sich hinter einem Busch versteckt und kaum noch atmet, damit man nicht gehört wird? **Man atmet nicht mehr ein.**

Die Chinesen sagen: **„Die Einatmung macht die Niere, die Ausatmung macht die Lunge."**

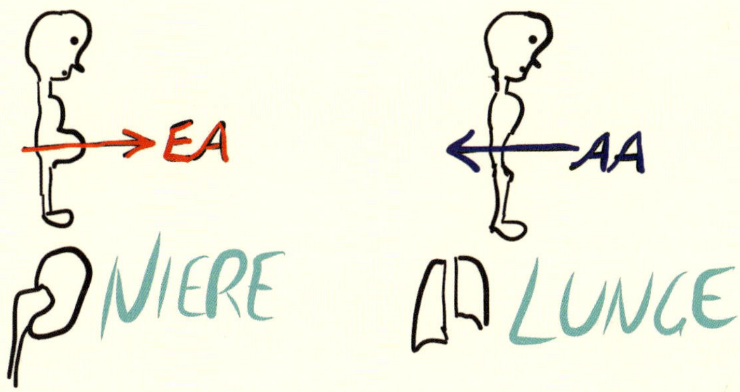

Stress beeinträchtigt zunächst die Lunge und führt zu **schlechtem Ausatmen.**

Wenn Belastung und Stress lange andauern und an die Nieren gehen oder die Angst selbst direkt an die Niere geht, kann man plötzlich nicht mehr gut **einatmen**.

Für beide Fälle empfehle ich Ihnen die folgende einfache Übung:

ATEMÜBUNG 5

Beginnen Sie im Stehen: Atmen Sie ein und heben Sie dabei Ihre Arme seitlich vom Körper weg nach oben. Am Ende der Einatmung sollen die Arme nach oben zeigen. Dabei können Sie Ihren Körper so richtig nach oben strecken und die Brust nach vorne recken, um sich richtig groß und stark zu machen. Gleichzeitig können Sie auch den Kopf ein wenig anheben.

Atmen Sie nun aus und senken Sie dabei wieder die Arme. Am Ende der Ausatmung sollen die Arme wieder seitlich am Körper anliegen. Senken Sie den Blick zum Boden.

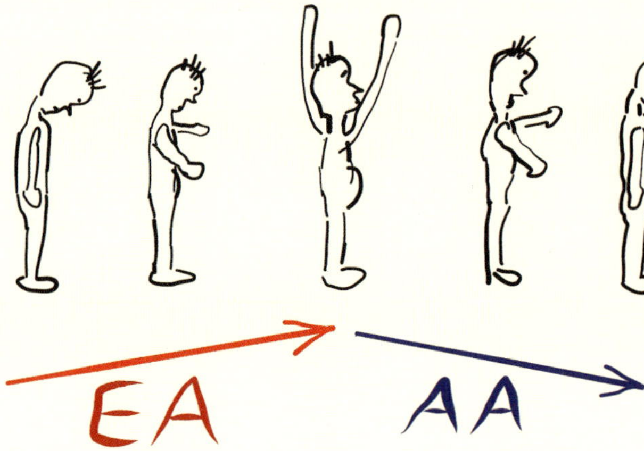

Beim Praktizieren dieser Übung ist es wichtig, dass Sie sich auf die Atmung konzentrieren und dass Sie Ihrem Atem erlauben, Ihre Arme und Ihren Kopf zu führen. **Der Atem führt die Bewegung.**

Verinnerlichen Sie diese Übung so sehr, dass Sie sie auch durchführen können, ohne Ihre Arme oder Ihren Kopf zu heben. Stellen Sie sich dann vor, dass Sie Ihre Arme und Ihren Kopf heben. Räkeln Sie sich dabei nach oben, strecken Sie die Brust heraus und machen Sie sich groß. **„Ich verstecke mich nicht!"**, sagen Sie mit dieser Körperhaltung. Halten Sie die Luft aber nicht an, sondern lassen Sie den Atem gleichmäßig ein- und ausströmen. **Keine Blockaden! Kein Verstecken!** Sie wissen, was jetzt in Ihnen passiert:

Der Atem ist die Verbindung zwischen Körper und Psyche. Mit dieser Atmung und dieser Körperhaltung wird Ihre Psyche stark und immer stärker werden.

Denken Sie nicht viel darüber nach, machen Sie es einfach! Wiederholen Sie diese fünf Übungen täglich, verinnerlichen Sie die Übungen und bauen Sie sie in alle erdenklichen Situationen Ihres Alltags ein. Der Effekt kommt, aber üben Sie, und zwar mehrmals täglich!

Sie denken jetzt vielleicht: Aber das sind ja nur kleine, einfache Übungen? Das soll meine Angst verändern?

Darauf muss jetzt mein Lieblingsspruch folgen: **Einfache Dinge: einfach, aber täglich.**

Chinesische Kräuter FÜR DIE LUNGE

Viele körperliche Lungenbeschwerden bei uns sind eigentlich Probleme der Mitte. Wenn der Verdauungsapparat nicht gut funktioniert, leidet zuerst die Lunge als Kind der Mitte darunter. Dabei geht es um Atemnot, Asthma bronchiale, Trauer und Traurigkeit und in der Folge um alle möglichen Formen der Psychosomatik, egal ob im Bauch oder in der Lunge, ob es um Allergien geht, Schlafstörungen, Magenschmerzen oder ein Burnout.

Wenn es um Trauer, einen schweren Verlust und damit verbunden um Atemlosigkeit und ein Engegefühl in der Brust geht, unterstützen Sie Ihren Körper mit W27:

W27, WEIDINGER-MISCHUNG NUMMER 27, „SEELE-LUNGE“

BAI HE	Bulbus Lilii	30,00 %
BAI SHAO YAO	Radix Paeoniae Lactiflorae	25,00 %
SUAN ZAO REN	Semen Zizyphi Spinosae	5,00 %
E ZHU	Rhizoma Curcumae Zedoaria	10,00 %
MU XIANG	Radix Saussureae / Aucklandiae	10,00 %
LAI FU ZI	Semen Raphani Sativi	10,00 %
DA ZAO	Fructus Zizyphi Jujubae	5,00 %
GAN CAO	Radix Glycyrrhizae Uralensis (grillé au miel)	5,00 %

Das wichtigste Kraut in dieser Pflanzenmischung ist die Zwiebel der Lilie (BAI HE). „Lilien-Krankheit“ steht für eine Krankheit, die mit Trauer und Verlust begonnen hat. Ein paar scharfe Kräuter wie die Rettichsamen (LAI FU ZI) und der Kurkuma-Wurzelstock (E ZHU) bringen das Qi in der Lunge wieder in Bewegung. Gönnen Sie sich diese Mischung mindestens drei Monate, auch wenn es Ihnen bald wieder besser geht! Die Kräuter bauen Sie und Ihre Lunge so auf, dass der Po, der Geist der Lunge, sich dort wieder gerne zur Ruhe bettet.

Wenn Sie unter Atemnot – vor allem bei der Ausatmung – leiden, egal ob man das westlich Asthma bronchiale oder COPD (chronisch obstruktive Lungenerkrankung) nennt, kann Ihnen W26 behilflich sein:

W26, WEIDINGER-MISCHUNG NUMMER 26, „ERLEICHTERE DIE ATMUNG“

BAI JIE ZI	Semen Sinapis Albae	15,00 %
BAI QIAN	Rhizoma Cynanchi	15,00 %
SU ZI	Fructus Perillae	15,00 %
TING LI ZI	Semen Descurainiae	15,00 %
XING REN	Semen Pruni Armeniacae	10,00 %
JIE GENG	Radix Platycodi Grandiflori	10,00 %
GUA LOU (SHI + REN)	Fructus et Semen Trichosanthis	10,00 %
SANG BAI PI	Cortex Mori Radicis	10,00 %

Hier lösen einige scharfe Kräuter wie die weißen Senfsamen (BAI JIE ZI) oder die Frucht der Schwarznessel (SU ZI) die Blockaden in der Lunge, um den Atem wieder frei fließen zu lassen. Sehr gut kann Ihnen auch das **Kraut der Unsterblichkeit (JIAO GU LAN oder Jiaogulan geschrieben)** helfen. Dazu kaufen Sie die getrocknete Pflanze, nehmen einen gehäuften Teelöffel für eine Tasse, gießen diesen kochend auf und lassen ihn vier bis fünf Minuten ziehen. Jiaogulan hat auch einen wunderbar seelisch ausgleichenden Effekt. „Wer besser atmet, lebt länger" – daher wohl der Name „Kraut der Unsterblichkeit" …

Wenn Sie unter chronisch trockenem Husten leiden, rebelliert Ihre Lunge gegen die Trockenheit, was einem Yin-Mangel entspricht. Dann probieren Sie W6:

W6, WEIDINGER-MISCHUNG NUMMER 6, „STÄRKE UND BEFEUCHTE LUNGE UND HERZ"

SANG YE	Folium Mori Albae	20,00 %
XUAN SHEN	Radix Scrophulariae	20,00 %
MAI MEN DONG	Tuber Ophiopogonis Japonici	15,00 %
BEI SHA SHEN	Radix Glehniae	15,00 %
BAI HE	Bulbus Lilii	20,00 %
SHA REN	Fructus Amomi	5,00 %
ZHI GAN CAO	Radix Glycyrrhizae Uralensis (grillé au miel)	5,00 %

W6 baut das Yin auf und regeneriert somit die Schleimhäute der Lunge. Der Husten hört auf.

Wer unter Akne, Pusteln, Furunkeln oder Karbunkeln im Gesicht oder auf dem Oberkörper leidet, sollte seine Lunge entgiften. Diese Erscheinungen sind chinesisch nämlich ein Zeichen dafür, dass die Lunge Giftstoffe über die Haut loswerden möchte. Dann bietet sich zum Beispiel W28 an:

W28, WEIDINGER-MISCHUNG NUMMER 28, „VOLLSCHÖNE, KÜHLE HAUT"

PU GONG YING	Herba cum Radix Taraxaci	25,00 %
ZAO JIAO CI	Spina Gleditsiae	22,00 %
ZI HUA DI DING	Herba Violae Yedoensitis	18,50 %
PI PA YE	Folium Eriobotryae	24,50 %
DA ZAO	Fructus Zizyphi Jujubae	5,00 %
GAN CAO	Radix Glycyrrhizae Uralensis	5,00 %

Diese pflanzliche Mischung mit Löwenzahn (PU GONG YING), Veilchen (ZI HUA DI DING) und den Dornen des Schotenbaumes (ZAO JIAO CI) zieht die Gifte aus der Haut und macht ein schönes Hautbild, was den Po erstrahlen lässt.

V. PASS AUF DEINE NIEREN AUF!

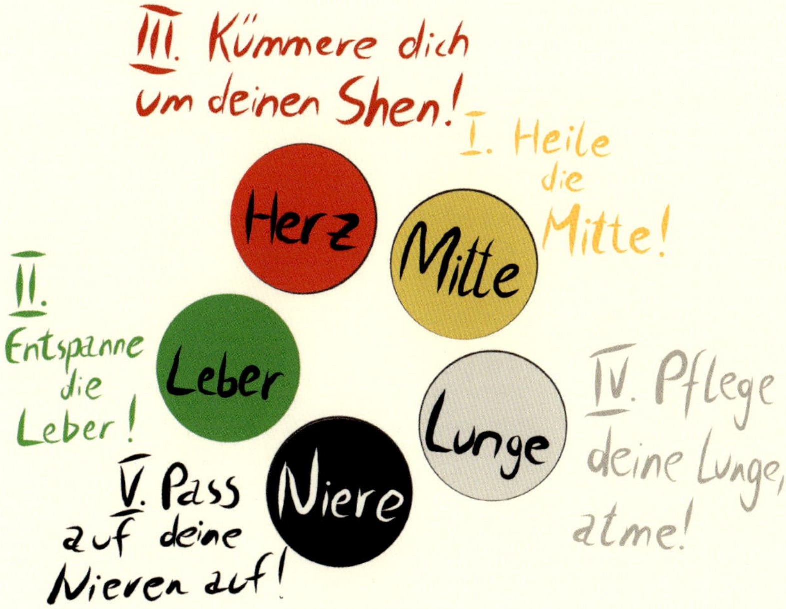
III. Kümmere dich um deinen Shen!
I. Heile die Mitte!
II. Entspanne die Leber!
IV. Pflege deine Lunge, atme!
V. Pass auf deine Nieren auf!
Herz
Mitte
Leber
Lunge
Niere

Eigentlich würde man meinen, dass es bei Angst chinesisch nur um die Niere geht.

Die Angst ist die Emotion der Niere.

Wie Sie an den ersten vier Punkten gesehen haben, geht es chinesisch um viel mehr. Die fünf Elemente wandeln sich ineinander um, weshalb sie auch „fünf Wandlungsphasen" heißen. Wenn ein Element ein Problem hat, zieht das unweigerlich Probleme der anderen Elemente nach sich. Am markantesten ist das bei der **müden Mitte** zu erkennen: Weil diese nicht genügend Qi und Blut produziert, ärgert sich die **Leber**. Nun bekommen wir eine Leberspannung und reagieren übermäßig auf Stress. Das schwächt die Lunge, wir atmen nicht mehr gut aus, wie Sie bereits wissen, und wir verlieren auch unseren **Shen,** das Strahlen des Herzens.

Alles, was lange besteht, landet bei der Niere.

Jeder anstrengende Zustand, der lange andauert, geht uns an die Substanz, an die Niere. Jede chronische Erkrankung, welche die

Reserven des Körpers verbraucht, landet somit irgendwann unweigerlich bei der Niere. Wenn die Mitte müde ist, produziert sie zu wenig Qi und Blut. Wenn die Mitte zu lange zu wenig davon produziert, können keine Reserven abgezweigt werden. Yin und Yang werden dann in der Niere immer schwächer. Jede Emotion, die zu lange oder zu intensiv ist, verbraucht unnötig viel Qi und Blut, belastet ihr zugrundeliegendes Organ und geht an die Nieren.

Das Besondere an der Angst ist, dass sie die Niere direkt schädigt.

Angst muss keinen Umweg über ein anderes Organ machen, sondern schwächt die Niere direkt. In China sagt man, dass man Kinder nicht erschrecken **darf**, weil das die Niere sofort und direkt schädigen kann. Sehen Sie sich die heutigen Zeichentrickfilme für Kinder an. Da bekomme sogar ich Angst. Jemandem Angst zu machen, schwächt dessen Niere. Verantwortungsvoller Umgang unter Erwachsenen bedeutet, niemandem Angst zu machen. Überlegen Sie einmal, wenn Sie so durch unsere Medienlandschaft wandern, die sozialen und die gedruckten Medien, durch die Nachrichten, die Fernsehprogramme, wer oder was da alles Ängste schürt. Sich von Angst zu befreien heißt auch, solche Medienkontakte bewusst zu vermeiden und im Gegenzug selbst dazu beizutragen, Angstlosigkeit zu verbreiten.

Eine schwache Niere wiederum schickt uns Ängste.

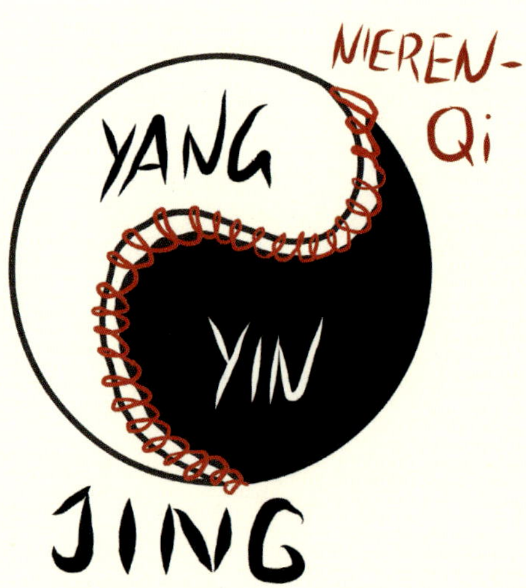

Erinnern Sie sich: Das ist ja die Sprache der Niere. „Hallo, hier bin ich, ich brauche Hilfe!“, ruft Ihnen Ihre Niere zu, wenn Sie Angst empfinden. Damit möchte Ihnen die Niere Folgendes mitteilen: „Also, dieses Leben, das du da führst, geht mir an die Substanz. Wenn du so weitermachst, kann ich für nichts garantieren.“ Die Niere meint es lieb. Sie will helfen. Also:

Seien Sie ganz lieb zu Ihrer Niere!

Vier Punkte, um lieb zu sein zur Niere

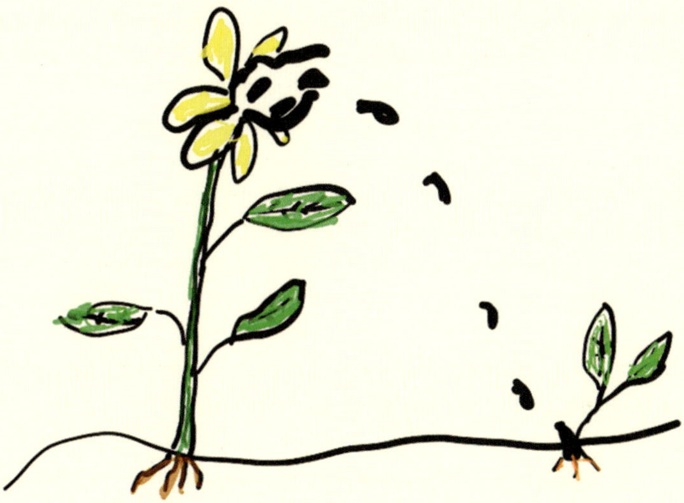

Essen Sie Nieren, schlafen Sie gut, vermeiden Sie alles, was Ihnen an die Nieren geht, und halten Sie sich warm!

Hinter *Nieren essen* steckt eine alte schamanische Vorstellung: Wenn man die Kraft eines Tigers haben möchte, sollte man einen Tiger essen, wenn man eine gesunde Leber haben möchte, sollte man Leber essen, wenn man ein starkes Blut haben möchte, sollte man Blut trinken.

Aber keine Angst, mit *Nieren essen* meint man heute etwas ganz anderes: Die Nieren sind – chinesisch gedacht – die Träger unserer Reserven, unserer Wurzeln, unseres **Jing**, der **Erbsubstanz**. Die Niere beziehungsweise der Geist der Niere, der **Zhi**, hat die überaus wichtige Aufgabe, die Art zu erhalten. **Die Emotion „Angst“ setzt alles daran, dass wir unser Jing nicht in Gefahr bringen.**

Die Angst hilft uns, dass wir nicht zu nah an den Abgrund gehen, dass wir unsere Erschöpfung auskurieren, bevor wir uns Neues zumuten, oder dass wir allem aus dem Weg gehen, was für unser Leben gefährlich werden könnte. Die Angst beschützt unser Jing. Sich zu vermehren braucht viel Substanz und Energie, viel Yin und Yang, was zusammen Jing ergibt, zusammengehalten durch die Kraft der Niere, das Nieren-Qi.

Der Geist Zhi muss alles daransetzen, dass sich ein Individuum vermehren kann. Das **Jing** der Niere ist wie ein Samenkorn, aus dem eine neue Pflanze heranwächst. Eine Pflanze benötigt viel Anstrengung und Substanz, um Samenkörner herzustellen. Aber nur dann wird die Pflanze überleben. **Das Jing sichert das Überleben. Das Jing ist alles, woraus eine neue Pflanze, ein neues Lebewesen entstehen kann.**

Das heißt, Samen, Wurzeln, Nüsse, Sprossen und Keimlinge sind also **Jing**. Bei tierischen Lebensmitteln sind vor allem Eier zu nennen. *Nieren essen* bedeutet somit, alles zu essen, was chinesisch einer Niere entspricht, also Samen, Wurzeln, Nüsse, Sprossen, Keimlinge und Eier. All das sollte aber zubereitet sein – und nicht roh –, damit unsere Mitte es auch verdauen kann. Sonst beißt sich die Katze ja in den Schwanz.

Zweitens: Der Schlaf ist besonders wichtig für unsere Niere.

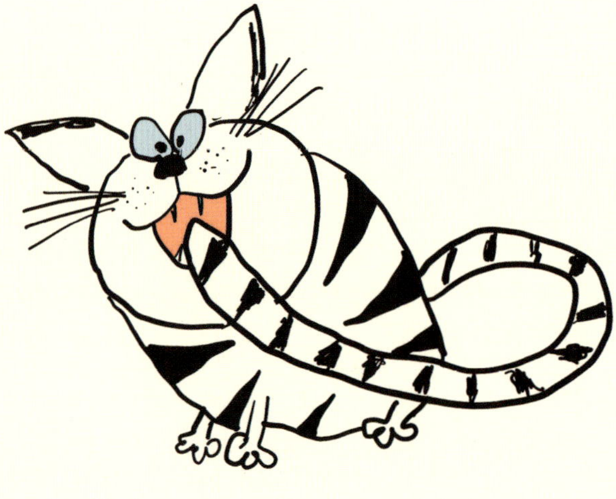

Die Niere regeneriert im Schlaf.

In unserer Vorstellung ist das nicht anders: Wir brauchen guten und regelmäßigen Schlaf, damit unser Körper regeneriert und sich selbst repariert. Westlich sagen wir, dass *Cortisol*, das körpereigene Cortison, und Wachstumshormone nur dann in ausreichender Menge ausgeschüttet werden, wenn wir vor Mitternacht schlafen gehen und tief und fest schlafen. Cortison und Wachstumshormone, sogenannte *Insulin-like growth factors* oder *Insulin-artige Wachstumsfaktoren,* werden eben ausgeschüttet, um alles in unserem Körper zu reparieren. Die Chinesen sagen, dass das Nieren-**Yin**, unsere Körpersubstanz, in der Nacht nur dann ausreichend regeneriert wird, wenn wir vor Mitternacht schlafen gehen und tief und fest schlafen. Unterm Strich kommt es auf das Gleiche heraus.

Blöd ist, dass wenig Schlaf die Niere schwächt, dass aber auch der Nieren-Yin-Mangel selbst, der aus dem schlechten Schlaf resultiert, diesen schlechten Schlaf verursacht. Da beißt sich die Katze nun wirklich in den Schwanz. Also kümmern Sie sich um einen guten Schlaf, indem Sie **Schlafhygiene** betreiben: am Abend nicht spät essen, nicht fernsehen, nicht am Computer sitzen oder am Handy hängenbleiben, sondern lieber ein Buch lesen, entspannende Musik hören, mit lieben Menschen nett plaudern oder spazieren gehen. Achten Sie vor allem darauf, dass Sie untertags rechtzeitig wieder „herunterkommen", also den Stress des Tages loswerden, indem Sie nicht zu lange arbeiten, untertags Pausen machen – siehe Leber – und entspannen. Falls Sie schlecht schlafen, lassen Sie sich von einem Arzt oder einem Psychologen helfen, nehmen Sie entspannende westliche Kräuter oder Yin-aufbauende chinesische Kräuter.

Der dritte Punkt ist wohl der schwierigste:

Vermeiden Sie alles, was Ihnen an die Nieren geht.

Das kann für den einen die Schwiegermutter, für den nächsten der Verkehrsstau in der Früh sein, eine bestimmte Tätigkeit oder eine belastende Situation, ständiges Sich-Verlieben oder Bungee-Jumping, welches durch die massive Stresssituation, der der Körper ausgesetzt ist, schlagartig die Niere schädigen kann. Alles, was Adrenalinjunkies so treiben, sollten Sie tunlichst vermeiden, wenn Sie nicht unnötig Ihre schwer erarbeiteten Reserven in der Niere für einen kurzen Kick hergeben wollen.

Vermeiden Sie auch jegliche Form des Drogenkonsums. Die Flucht in eine Droge ist ein Sturz in die körperliche Erschöpfung. Vermeiden Sie auch extreme Fastenkuren, da Sie während dieser unnötigerweise die wertvolle Substanz der Niere verwenden, um das Alltagsgeschäft der Energieversorgung des Körpers zu bewältigen. Auch übermäßiger Konsum von Milchprodukten schadet Ihrer Niere. Diese bauen nachweislich Knochen ab, welche chinesisch zur Niere gehören. Die USA mit dem höchsten Konsum an Milchprodukten weltweit haben auch die höchste Rate an Osteoporose.

Der Körper beziehungsweise Ihre Niere wird Ihnen – wenn Sie Angstsituationen vermeiden – rechtzeitig mitteilen, wenn Sie eine bestimmte belastende Situation wieder aushalten. Hören Sie also auf Ihren Körper!

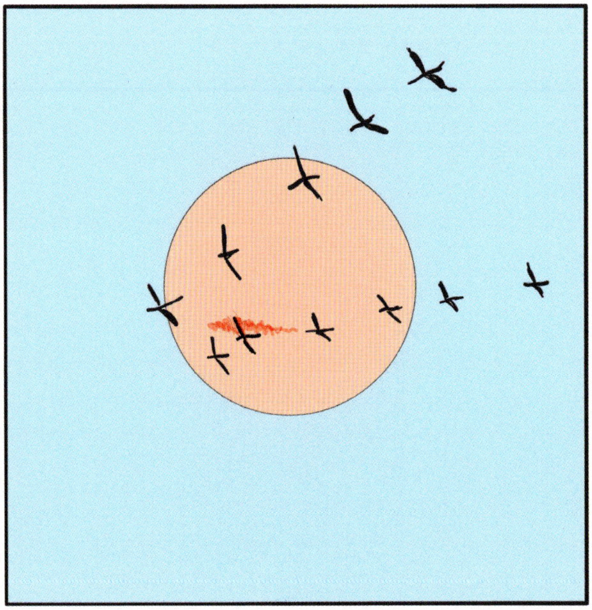

Viertens – was der Niere noch sehr guttut:

Wärme, sowohl zwischenmenschliche als auch körperliche.

Das kann ein Fußbad sein oder die Sauna, eine Infrarotkabine, eine Fußbodenheizung oder einfach warme, dicke Socken, aber auch eine warme Suppe oder ein heißer Tee, der Aufenthalt in einem warmen Land oder schon die Reise dorthin. Denken Sie an Zugvögel: Die wissen, wo sie hingehören.

Kälte schädigt unsere Niere: zwischenmenschliche, gesellschaftliche und soziale Kälte, Kälte des Herzens, Gefühlskälte. Wärmen Sie und vermeiden Sie Kälte in jeder Form!

Denken Sie an die wichtige Verbindung Herz / Niere: Für etwas brennen kann man nur, wenn man eine starke Niere hat, die das Feuer des Herzens ausgleicht. Herz und Niere in Balance zu haben bedeutet, dass Yin und Yang in Balance sind. Das heißt, Hitze und Kälte, Aktivität und Ruhe, Gefühl und Denken, Wachheit und Schlaf, Beruf und Familie, Bewegung und Regeneration, Freude und Angst, Lernen und Tun, Sommer und Winter sowie Leben und Tod sind dann in Balance. Herz und Niere in Balance zu bringen bedeutet in unserer Sprache „Work-Life-Balance“. Herz und Niere in Balance zu bringen bedeutet chinesisch, erfüllt und glücklich aus seiner Mitte heraus zu leben.

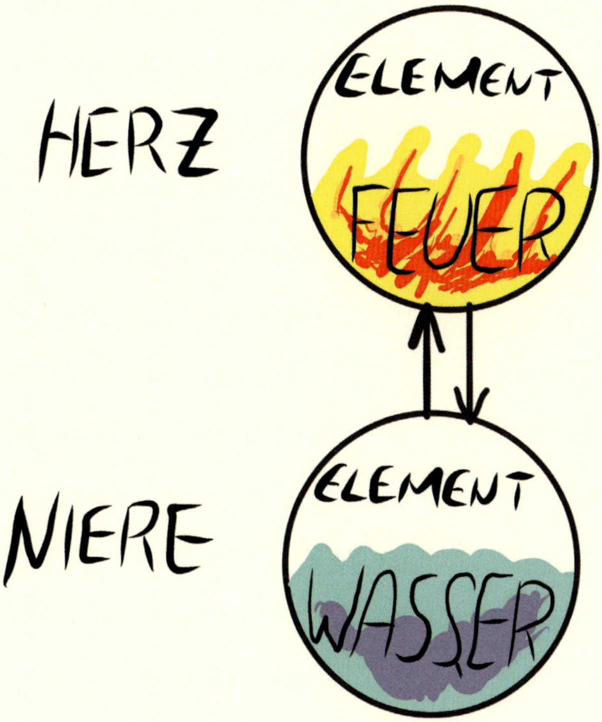

Chinesische Kräuter FÜR DIE NIERE

Jede körperliche Erkrankung oder Störung, die länger besteht, belastet irgendwann die Niere, und das Symptom Angst kann entstehen. Wenn einem das eigene Leben an die Nieren geht, dann stärken wir direkt das Nieren-Jing, die Summe aus Nieren-Yin plus Nieren-Yang plus Nieren-Qi. Dafür gibt es W63:

W63, WEIDINGER-MISCHUNG NUMMER 63, „ZHENG-JING-AUFBAU"

HUANG QI	Radix Astragali Membranacei	15,00 %
TAI ZI SHEN	Radix Pseudostellariae	10,00 %
SHAN YAO	Rhizoma Dioscoreae oppositae	10,00 %
SHU DI HUANG	Radix Rehmanniae Glutinosae Praeparata	10,00 %
QIAN SHI	Semen Euryales	5,00 %
SHAN ZHU YU	Fructus Corni	5,00 %
WU WEI ZI	Fructus Schizandrae	5,00 %
TU SI ZI	Semen Cuscutae Sinensis	10,00 %
BU GU ZHI	Fructus Psoraleae	10,00 %
FU LING	Sclerotium Poriae Cocos	10,00 %
ZHU LING	Sclerotium Polypori Umbellati	10,00 %

Diese pflanzliche Kräutermischung ist so etwas wie eine *Rundumerneuerung der Niere:* Hier werden Blut und Qi sowie Yin und Yang aufgebaut und dann wird noch mit sauren Kräutern alles zusammengeschnürt, damit nichts verlorengeht. W63 bietet sich bei chronischen Angstzuständen an, wenn der Körper ansonsten keine anderen Symptome schickt. Dann sollte man sie aber mindestens drei Monate lang nehmen, danach drei Wochen pausieren, und sie dann nochmals drei Monate nehmen. Die Wurzel zu stärken braucht einfach Zeit.

Viele Ängste haben etwas mit Kälte zu tun. Jemand, der zu Kälte neigt, kalte Hände und Füße hat, einen kalten Rücken und eine kalte Nierengegend, sollte auf jeden Fall ganz lieb zu seiner Mitte sein. Die Basis aller Wärme im Körper ist das Nieren-Yang. Um sich deutlich besser zu fühlen, genügt es oft schon, dreimal täglich warm zu essen, regelmäßig heiß zu trinken, den Körper mit warmem Gewand immer gut warm zu halten – vor allem die Nierengegend –, regelmäßig in die Sauna oder Infrarotkabine zu gehen oder sich täglich mehr zu bewegen, um selbst Wärme zu produzieren. Verwenden Sie beim Kochen viele wärmende Gewürze wie Zimt, Ingwer, Chili, Pfeffer, Kurkuma, soweit Sie diese gut vertragen. Um den Körper sanft über den Bauch zu wärmen, gibt es W8:

W8, WEIDINGER-MISCHUNG NUMMER 8, „WARME MILZ UND NIERE“

(modifiziertes Suo Quan Wan)

YI ZHI REN	Fructus Alpiniae Oxyphyllae	30,00 %
SHAN YAO	Rhizoma Dioscoreae oppositae	30,00 %
WU YAO	Radix Linderae Strychnifoliae	30,00 %
ZHI GAN CAO	Radix Glycyrrhizae Uralensis (grillé au miel)	10,00 %

Die Yamswurzel (SHAN YAO) stärkt und wärmt zusammen mit der Alpinienwurzel (YI ZHI REN) aus der Familie der Ingwergewächse Niere und Milz und befreit den Körper von Kälte.

Sitzt die Kälte in den Knochen, den Gelenken und im Rücken, stärken Sie Ihr Nieren-Yang mit W20:

W20, WEIDINGER-MISCHUNG NUMMER 20, „STARKER RÜCKEN, STARKE NIERE“

DU ZHONG	Cortex Eucommiae Ulmoidis	40,00 %
BA JI TIAN	Radix Morindae	20,00 %
GU SUI BU	Rhizoma Drynariae	15,00 %
TU SI ZI	Semen Cuscutae Sinensis	15,00 %
CHUAN NIU XI	Radix Cyathulae	10,00 %

Hier gibt vor allem die Rinde des Gummibaumes (DU ZHONG) der Wirbelsäule den Halt, den sie braucht. Die Morindawurzel (BA JI TIAN) wärmt den Bereich der Lendenwirbelsäule und vertreibt Schmerz.

Geht die Kälte so tief, dass Erschöpfung, Harnverlust und verschiedenste neurologische („Nerven“-)Beschwerden auftreten, unterstützen Sie Ihr Nieren-Yang zum Beispiel mit W34:

W34, WEIDINGER-MISCHUNG NUMMER 34, „VERLIER NICHTS MEHR!“ ODER „NEURO-MISCHUNG“ (modifiziertes Wei Zheng Fang)

HUANG QI	Radix Astragali Membranacei	10,00 %
BAI ZHU	Rhizoma Atractylodis Macrocephalae	12,00 %
DANG GUI	Radix Angelicae Sinensis	20,00 %
BAI SHAO YAO	Radix Paeoniae Lactiflorae	8,00 %
DU ZHONG	Cortex Eucommiae Ulmoidis	6,00 %
SHU DI HUANG	Radix Rehmanniae Glutinosae Praeparata	14,00 %
CHUAN NIU XI	Radix Cyathulae	12,00 %
ZHI MU	Radix Anemarrhenae Asphodeloidis	12,00 %
HUANG BAI / BO	Cortex Phellodendri	6,00 %

Aus meiner ärztlichen Praxis kann ich Ihnen berichten, dass diese Mischung selbst bei schwersten psychischen und körperlichen Problemen – wenn einem das Leben schon länger an die Nieren gegangen ist – sehr wirksam ist. Manchmal bekommt man von ihr ein wenig Durchfall. Dann nehmen Sie bitte nur wenig davon, zum Beispiel zweimal täglich 1 Gramm und steigern es auf zweimal täglich 3 Gramm, falls es ohne Durchfall möglich ist. Durchfall bedeutet, dass der Körper nicht mehr davon aufnehmen kann. Nehmen Sie dann eben nur so viel davon, wie Ihr Darm verträgt. Viele Ängste haben auch etwas mit Hitze zu tun. Es geht um Symptome wie Hitzewallungen, Hitze und Schwitzen am Abend oder in der Nacht, innere Hitze und aufsteigende Hitze bei Stress und Emotionen, Erschöpfung mit Unruhe und Hitze.

Die Basis aller Kühlung im Körper ist das Nieren-Yin. Auch hier gilt: Lieb sein zur Mitte stabilisiert oft schon die Substanz, das Yin, der Niere. Regelmäßig Ruhephasen einlegen, zu Mittag hinlegen, einfach weniger tun, mehr Aufgaben abgeben, gut schlafen und Dinge vermeiden, die „an die Nieren gehen", hilft zusätzlich. Die Basismischung, um das Nieren-Yin und das Blut zu stärken, ist W18:

W18, WEIDINGER-MISCHUNG NUMMER 18, „FRAUEN-BLUT-MISCHUNG"
(modifiziertes Tao Hong Si Wu Tang)

GOU QI ZI	Fructus Lycii	25,00 %
NU ZHEN ZI	Fructus Ligustri	15,00 %
DANG GUI	Radix Angelicae Sinensis	17,50 %
BAI SHAO YAO	Radix Paeoniae Lactiflorae	17,50 %
CHUAN XIONG	Radix Ligustici Wallichii	15,00 %
TAO REN	Semen Persicae	5,00 %
HONG HUA	Flos Carthami	5,00 %

Die beiden Früchte (GOU QI ZI, NU ZHEN ZI) stärken das Yin, die beiden Wurzeln (DANG GUI, BAI SHAO YAO) stärken das Blut und die letzten drei Kräuter (CHUAN XIONG, TAO REN, HONG HUA) bewegen das Blut, damit sich körperliche und geistige Blockaden im Körper lösen können.

W18 kann man noch verstärken, indem man ein Kraut verwendet, das als Anti-Aging-Kraut schlechthin gilt, nämlich Rehmannia (SHU DI HUANG). Der einzige Nachteil von Rehmannia ist, dass einige Menschen bei uns davon starke Blähungen bekommen. Falls das so ist, nehmen Sie weniger davon und geben Sie Ihrem Körper noch ein bisschen Zeit, um sich an diese Wurzel zu gewöhnen. Wenn auch noch Bauchschmerzen oder Durchfälle dazukommen, ist Rehmannia leider nichts für Sie. Einen Versuch ist es auf jeden Fall wert, zumal dieses Kraut sowohl körperlich als auch seelisch Ruhe einkehren lässt. Die Mischung dazu ist W19:

W19, WEIDINGER-MISCHUNG NUMMER 19, „REHMANNIA-MISCHUNG"

(modifiziertes Liu Wei Di Huang Wan)

SHU DI HUANG	Radix Rehmanniae Glutinosae Praeparata	28,00 %
SHAN YAO	Rhizoma Dioscoreae oppositae	14,00 %
WU WEI ZI	Fructus Schizandrae	14,00 %
FU LING	Sclerotium Poriae Cocos	12,00 %
MU DAN PI	Cortex Moutan Radicis	10,00 %
ZE XIE	Rhizoma Alismatis Orientalis	12,00 %
SHA REN	Fructus Amomi	10,00 %

Da ich dieser Mischung mit einigen Verdauungshilfen leichter verträglich gemacht habe, ist es sehr wahrscheinlich, dass Sie Rehmannia so vertragen. Wenn Ihnen das Leben also an die Nieren geht, Sie die Angst im Griff hat UND verschiedene körperliche und geistige Hitzezustände dazukommen, dann sollten Sie W19 nehmen.

Jetzt ziehen wir weiter, von China nach Indien. Ein bisschen haben wir schon aus dem Yoga übernommen: einfache **Asanas** (Körperübungen) mit einfachem **Pranayama** (Atemübungen, Atemkontrolle). Doch Yoga ist viel mehr. Yoga ist die „Anleitung zum Glücklichsein" und für uns nun die Anleitung, um angstfrei zu werden.

Stärke

Kreativität

Zeit lange

EIN- AUS-
ATMEN

Tiefe

NIERE LUNGE

Atempause

Kraft

Yoga

YOGA

Viele hier im Westen denken, dass Yoga eine Art Workout ist, also ein Körpertraining. Manche Menschen glauben auch, dass es dabei primär um Entspannung geht. Doch Yoga ist viel mehr. Yoga ist eine Anleitung, wie man gut durchs Leben kommen kann, zufrieden, bescheiden und ohne Angst. Ich möchte Ihnen an dieser Stelle Auszüge aus der Yogaphilosophie präsentieren, die Ihnen bei Angst vielleicht weiterhelfen können. Hier geht es mir ähnlich wie mit der Traditionellen Chinesischen Medizin darum, Ihnen einen anderen Weg zu zeigen. Gehen müssen Sie ihn dann selbst.

Über Erwartung und Verzicht

Auf die Frage, ob er sein Leben in „25 Worten zusammenfassen" könne, antwortete Mahatma Gandhi: „Das kann ich in drei!", und zitierte „Verzichte und genieße!" aus der Isha-Upanischad, einem alten Text aus Indien. Man solle auf die Früchte des Erfolgs verzichten und sich nichts erwarten, wenn man etwas tut. Die „gute Tat", das Handeln für die anderen und mit sich im Reinen zu sein, ist Genuss pur. Wer nicht an Materiellem und an Erfolgen anhaftet, sich frei machen kann von seinen Gelüsten, der Gier und dem zwanghaften „Durch-das-Leben-Rennen", kann erst wirklich genießen. Dann braucht es für den Genuss nicht viel: einen Sonnenuntergang, die Sterne am Himmel, in Ruhe dasitzen und atmen, ein einfaches Essen, mit freiem Kopf schlafen gehen, die Blumen gießen, mit dem Hund spazieren gehen, Yoga praktizieren.

Wenn man frei wird von der Getriebenheit des weltlichen Seins im westlichen Schein, machen die drei Worte Gandhis Sinn und nehmen die Angst vor dem Leben: „Verzichte und genieße!" *Wer wenig hat, kann nichts verlieren. Wer viel besitzt, muss ständig um sein Hab und Gut bangen. Wer nichts erwartet, wird nicht enttäuscht.* Meist sind unsere Erwartungen an uns und an andere völlig irreal. Versuchen Sie, ohne Erwartung Dinge zu tun, einfach um des Tuns willen. *Wer nichts erreichen möchte, wird alles erreichen.* Worum geht es denn wirklich im Leben? Um den besten Job, das stärkste Auto, das größte Haus, das meiste Geld? Macht es nicht einen unendlichen Druck, die Vorstellungen der Gesellschaft, was „Erfolg" bedeutet, erreichen zu müssen? Denken Sie lieber darüber nach, was SIE im Leben *wirklich* (erreichen) wollen.

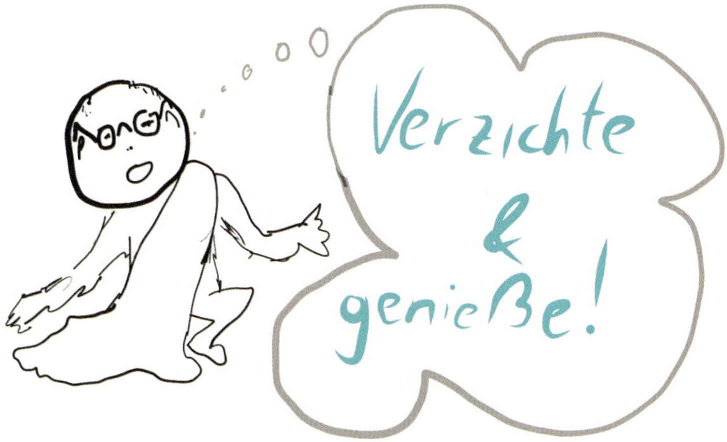

Eines der großen Werke der indischen Tradition ist die Bhagavad Gita. Darin wird zum Beispiel erklärt, wer ein *wahrer Yogi* ist. Dabei geht es nicht um körperliche Kunststücke wie das Sitzen auf einem Nagelbrett oder stundenlanges Verharren in den unmöglichsten Körperverrenkungen. Es geht auch nicht um den Fokus auf Körperübungen, die Asanas, wie wir das im Westen kennen. Asana bedeutet wörtlich „Sitz", und damit sind die Körperübungen im Yoga, vor allem im Hatha-Yoga gemeint.

Yogi bedeutet wörtlich: „Jemand, der im Yoga vollendet ist." Hier wird erklärt, dass Yogis Menschen sind wie du und ich, die ihrer normalen Tätigkeit nachkommen, aber *nicht anhaften am Resultat ihres Wirkens.* **Tu etwas, ohne etwas zu erwarten**. Nur so bist du bei der Sache. Egal was herauskommt, du warst am Weg dorthin bei dir. Darum geht es. Denken Sie an den chinesischen Spruch: „Kümmere dich nicht um die Ernte, sondern um das sorgfältige Bestellen der Felder." Es bringt nichts, wenn der Bauer immer wieder zum Feld fährt und ständig an den Junghalmen zieht, damit der Weizen schneller wächst. Er reißt ihn höchstens aus. Es bringt auch nichts, wenn der Bauer ständig zum Himmel sieht, ob es wohl bald regnet, ob es wohl nicht hagelt, ob es wohl keinen schlimmen Sturm gibt. Der Bauer wäre ständig in Angst und getrieben und hätte ein furchtbares Leben.

Dem steht **Shraddha**, das Vertrauen, gegenüber. Shraddha ist die Basis dafür, dass man arbeiten kann und sich keinen Lohn erwartet, dass man sich keinen Erfolg erhofft und keine lobenden Worte, keine Medaille, die einem am Ende des Tages umgehängt wird, und auch keinen Blechpokal für das staubanziehende Wohnzimmerregal. Shraddha ist die Basis dafür, dass man ohne Angst durch das Leben geht und dabei lächeln kann, weil man dieses Gehen genießt.

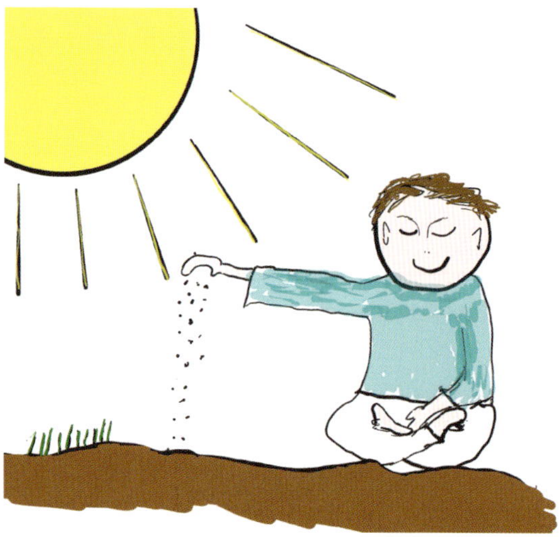

Über Angst und Vertrauen

Im Yogasutra, einem der wichtigsten Yogatexte des 2. Jahrhunderts nach Christus, heißt es in Kapitel 1, Vers 20: „Für ‚normale' Menschen braucht es Vertrauen **(Shraddha)**, Handlungsbereitschaft **(Virya)**, die ständige Erinnerung an das gewählte Thema **(Smrti)** und eine Ahnung vom Ziel des **Samādhi**."

Shraddha ist das tiefe Vertrauen oder Urvertrauen. Wenn ein Baby zur Welt kommt, hat es dieses Urvertrauen in die Welt, in seine Mutter. Je nachdem, was dann an schönen oder schrecklichen Dingen im Leben passiert, wird dieses Vertrauen stärker oder schwächer. Wenn jemand kein Vertrauen in die Welt hat, hat er es meist in der Kindheit verloren und muss es erst wiederfinden.

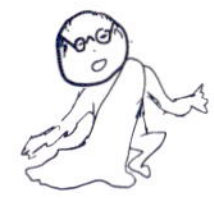

Vertrauen ist der Feind der Angst.
Jemand, der Angst hat, hat das Vertrauen verloren.
Jemand, der vertraut, hat keine Angst.
Angst bedeutet, dass man davon ausgeht, dass etwas Schlimmes passieren wird.
Vertrauen bedeutet, dass es, egal was passiert, richtig und gut ist.
Vertrauen bedeutet, dass ich weiß, dass nichts Schlimmes passiert.
Kontrolle ist der Feind des Vertrauens.

Sie kennen die leicht zynische Formulierung bei uns: „Vertrauen ist gut, Kontrolle ist besser." Wenn man anderen nicht vertraut, muss man alles selbst nachkontrollieren, und das ist sehr anstrengend und mühsam. Am Ende steht die Erschöpfung. Wenn man sich selbst, seinen eigenen Fähigkeiten und Begabungen nicht vertraut, wird man sich nichts zutrauen und entsprechend nichts unternehmen. Am Ende steht die Frustration, dass man seine Wünsche und Ziele nicht erreicht.

Shraddha ist ganz wichtig, wenn man unterwegs ist, egal auf welchem Weg. Nur wenn man das Vertrauen hat, dass einen der Weg an sein Ziel bringt, wird man ihn gehen. Dann muss man sich noch zusammenreißen, aufstehen, Kraft und Anstrengung aufwenden, um den Weg zu gehen, **Virja**. Ich muss mich dabei auch selbst immer wieder an mein Ziel erinnern, **Smrti**, um weiterzugehen, besonders wenn der Weg mühsam ist. Daher ist die Ahnung, dass einen am Ende des Weges etwas Wunderbares erwartet, so wichtig.

Stellen Sie sich vor, Sie wollen einen Pilgerweg gehen und es braucht eine Woche, um ans Ziel zu gelangen. Zuerst brauchen Sie das Vertrauen, dass Sie es schaffen können. Sie sind stark genug. Dann haben Sie Ihren Körper gut vorbereitet und sind auch bereit, sich wirklich täglich anzustrengen, was vor allem schwierig ist, wenn es dann jeden Morgen regnet. Außerdem ist es besonders wichtig, dass Sie sich daran erinnern, dass Sie diesen Weg ja immer schon gehen wollten und es jetzt auch tun werden. Schließlich sind die Messfeier und das Festessen mit einem großen Bier danach eine wunderbare Motivation für das, was Sie am Ziel Ihrer Anstrengung erwartet.

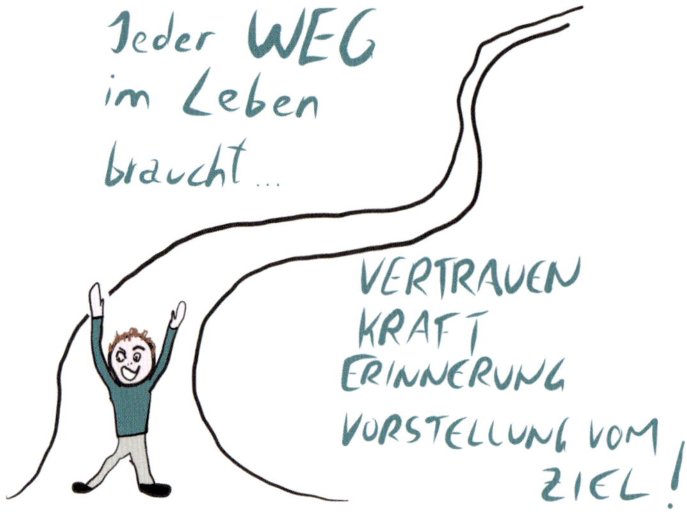
Jeder WEG
im Leben
braucht ...
VERTRAUEN
KRAFT
ERINNERUNG
VORSTELLUNG VOM
ZIEL!

Bei der **Angst** ist es nicht anders. Sie müssen Ihr Vertrauen in sich wiedererlangen. Sie müssen vertrauen, dass Sie den Weg aus der Angst schaffen. Wenn Sie das Vertrauen haben, braucht es noch immer viel Kraftaufwand, um den Weg zu gehen. Sie werden auf diesem Weg immer wieder Hindernissen begegnen. Dann **erinnern Sie sich** an Ihr Vertrauen, dass Sie den Weg schaffen, und lassen sich nicht von Ihrem Weg abbringen, egal was sich Ihnen in den Weg stellt. Denn Sie haben eine **Vorstellung von dem Ziel**, das Sie erreichen werden: angstfrei zu leben und Urvertrauen in sich und die Welt zu haben.

Obwohl sie nie etwas Schlimmes erlebt haben, haben viele Menschen **Angst vor dem Tod**, die sie in ihrem Alltag behindert. Der Grund dafür ist das Festhalten am Leben. Weil uns das Urvertrauen *(Shraddha)* dafür fehlt, dass Leben und Sterben einem großen, natürlichen Zyklus folgen und alles gut ist, klammern wir uns am Leben fest und bekommen Panik bei dem Gedanken, dass es bald enden könnte. Es wird bald enden, in kosmischen Dimensionen „in ein paar Sekunden" ...

Daher hilft uns der Yogaweg. Wenn man die Erfahrung macht, dass das Leben eben *nicht* mit dem körperlichen Tod endet, braucht man vor dem Tod keine Angst mehr zu haben. Ich lebe mit vielen Tieren zusammen. Schon mehrmals habe ich erlebt, dass sich Tiere am Ende ihres Lebens von der Herde und der Familie zurückziehen, um sich zum Sterben hinzulegen. Ich kann natürlich nicht sagen, was Tiere in diesem Moment erleben, aber es sieht so aus, als sei es ganz natürlich und selbstverständlich, als habe das Tier am Ende des Lebens keine Angst, als könne es dem natürlichen Lauf

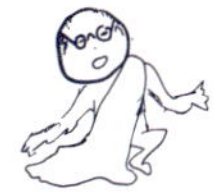

der Dinge vertrauen und wisse, dass dies nur ein Schritt in einem großen Zyklus ist.

„Tod und Leben sind die Erfindung des Menschen", habe ich einmal in einem Roman gelesen. Denn für alle anderen Lebewesen gibt es nur diesen einen großen Kreislauf, in dem das eine in das andere übergeht, und das andere in das eine. Durch das **Ich-Bewusstsein** des Menschen glauben wir, uns über diesen natürlichen Kreislauf hinwegsetzen zu können. Sowohl in der Traditionellen Chinesischen Medizin als auch im Yoga sagt man, dass man mit der Natur wieder eins werden soll, mit der Natur um uns und der Natur in uns. Im Yoga versuchen wir, unser ICH, unser Ego, immer kleiner und kleiner werden zu lassen.

Unser **Ego** ist das, was einen Namen trägt, mit all den Wünschen, Gedanken, Begierden, Vorlieben und Zielen. Wenn wir es schaffen, dieses Ego immer kleiner werden zu lassen, finden wir dahinter das **Selbst**, jenen Teil von uns, der mit allem verbunden ist und Teil der Natur aller Dinge um uns herum ist. Wenn man es schafft, sich mit seinem Ego nicht selbst im Weg zu stehen und das, was dahinter ist, zu erleben, hat man sein Urvertrauen wiedergefunden.

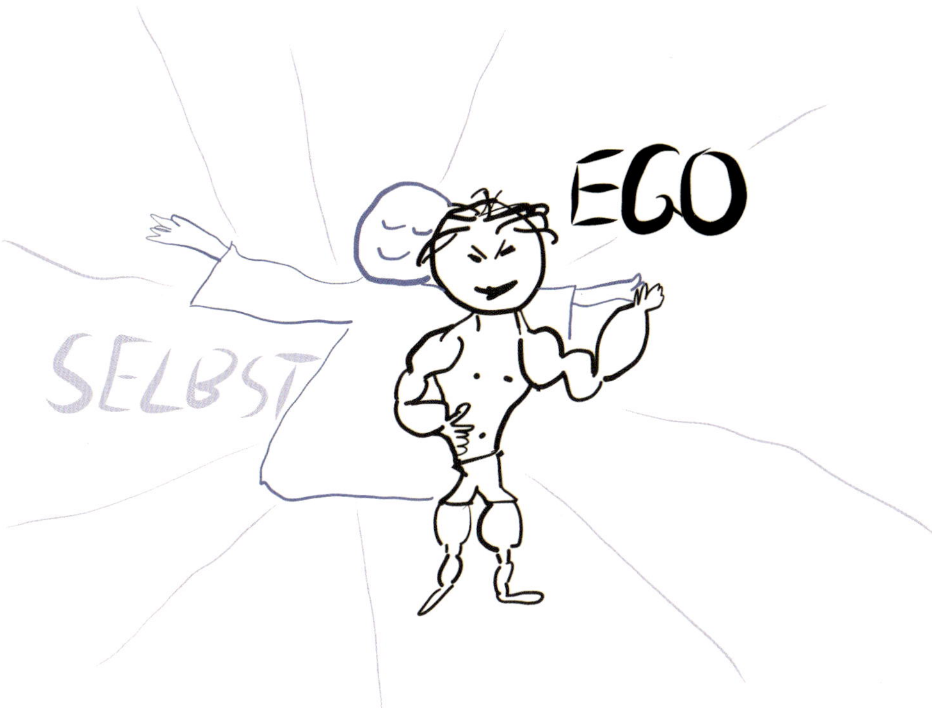

Die Angst *(Abhinivesha)* gehört im Yogasutra zu den **fünf störenden Kräften**, den **Kleshas**. Ursache der unbegründeten tiefen Angst ist der **Egoismus**. Dieser fordert die Befriedigung der eigenen Bedürfnisse, wodurch das Ego immer größer und größer wird. Erlangt man diese Befriedigung nicht, entstehen Hass und Wut. Das übergroße Ego haftet nun mehr und mehr an unserer Welt an, definiert sich durch all das, was es tut, durch das, was es besitzt, und dadurch, wie es aussieht. Da das große Ego in allem Weltlichen so verhaftet ist, überkommt es eine **tiefe Angst**, das alles zu verlieren (Abhinivesha), vor allem die Angst vor dem Tod.

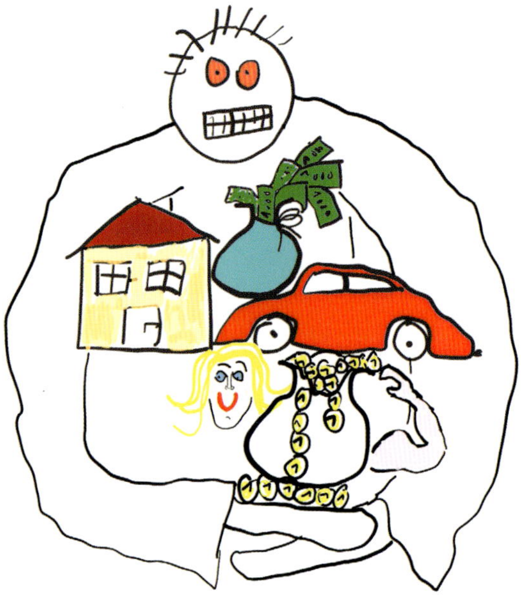

Angst ist ein Teil des **Leids**, das wir Menschen verspüren und das unser Glück auf Erden verhindert. Das Sanskrit-Wort für Leid ist **Duhkha**, was wörtlich „enger Herzraum“ bedeutet. Kennen Sie das Gefühl, wenn es in Ihrer Herzgegend eng wird? Man empfindet Leid also körperlich. Wenn man mit Hilfe von **Shraddha**, dem Urvertrauen, im Herzraum Platz schafft und dort Weite einkehrt, entsteht **Sukha**, das Glück. Wörtlich bedeutet Sukha „weiter Herzraum“. Im Herzraum sitzt in den Vorstellungen der meisten Religionen und Philosophien die Seele – in Sanskrit als *Ātman* bezeichnet –, genau dort, wo man auch die Beklemmung durch negative Gefühle und die Befreiung durch positive Gefühle wahrnimmt.

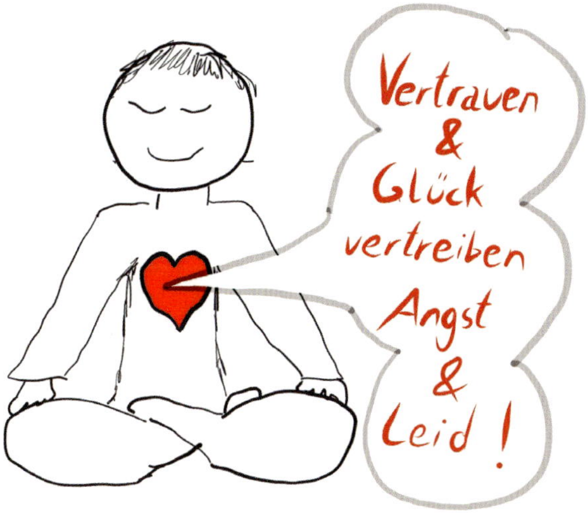

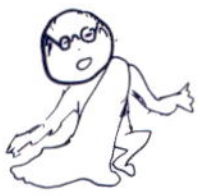

Der Weg, die Übung

Sie werden jetzt vielleicht Fragen stellen wie diese: „Aber wie soll ich das schaffen?", „Wie geht das?", „Woher soll ich denn das Vertrauen bekommen, wenn ich es nicht habe?" und „Wie weite ich meinen Herzraum?"

Die Antwort ist einfach: Yoga. Der Weg ist schon etwas schwieriger: der Yogaweg.

Erinnern Sie sich an meinen Ausspruch: *Einfache Dinge: einfach, aber täglich.* Sie benötigen keine komplizierte Yogapraxis. Sie brauchen nur ein paar einfache Übungen zu machen, die Ihnen guttun, Sie in Ihre Mitte bringen, Ihnen Schutz und Sicherheit vermitteln und die Ihnen Ihren Körper als Ihr Zuhause zurückgeben. Wichtig ist aber, dass Sie diese Übungen täglich machen.

Natürlich können und sollen Sie auch einen Yogakurs besuchen oder Yogaunterricht nehmen. Natürlich sollen Sie dort genau die Übungen finden, die Ihnen Spaß und Freude bereiten. Doch eine Yogastunde ist wie eine Klavierstunde: Inspiration und Korrektur. Das Üben selbst macht man dann **täglich** zu Hause. Yoga soll Ihnen auch eine zusätzliche Struktur im Tag vermitteln, eine zusätzliche Glücksoase, in die Sie sich ein- oder mehrmals am Tag zurückziehen können.

Yoga zu praktizieren heißt nicht, eineinhalb Stunden zu schwitzen, sondern Yoga in das tägliche Leben zu integrieren, sodass alle Beschwerden verschwinden und Sicherheit und Zufriedenheit in Ihrem Geist und in Ihrem Herzen Einzug halten. Yoga zu praktizieren kann auch fünfzehnmal am Tag jeweils nur ein paar Minuten Praxis bedeuten, oder morgens und abends, oder nur mittags. Es kann auch bedeuten, den ganzen Tag bewusst zu atmen, die Ausatmung tief wahrzunehmen und immer wieder am Ende der Ausatmung Atempausen einzubauen. Sie können auch Yoga machen, indem Sie sich den ganzen Tag nach der Yogaphilosophie ausrichten, Ihren Geist zentrieren und bei sich selbst bleiben. Eine Yogini oder ein Yogi zu werden bedeutet, Yoga als Weg zu nutzen, um bei sich zu sein, in der eigenen Mitte, und von dort heraus in Ruhe und überlegt zu handeln.

Erinnern Sie sich an den Lieblingsspruch von Mahatma Gandhi: „Verzichte und genieße!" Wir würden heute sagen: „Weniger ist mehr." Es braucht ein bisschen Disziplin und Konsequenz, um den Yogaweg zu gehen.

Wichtig ist, dass Sie den ersten Schritt machen. Alle weiteren Schritte folgen, und Sie werden erkennen, was Sie zusätzlich an Hilfe und Information benötigen, um gut weitergehen zu können. Sie brauchen einmal die Kraft für den ersten Schritt. Dann vertrauen Sie dem Weg, erinnern Sie sich immer wieder an wunderbare Momente, die Sie während Ihres Yogaweges erleben, vor allem in Stunden, in denen Zweifel über Sie hereinbricht, und verlieren Sie nie Ihr Ziel aus den Augen: glücklich zu sein und zufrieden, ohne Angst und mit Vertrauen im Herzen.

All das, was sich hier im Westen **NLP** und die **kognitive Verhaltenstherapie** an ihre Fahnen heften, enthält Yoga schon seit dreitausend Jahren. Yoga geht noch ein wenig tiefer. Über die Atmung sickern die Gedanken und Gefühle tiefer in den Körper ein. Über die Atmung kann ich diese dann immer wieder von Neuem abrufen.

Der Atem ist der Freund des Yogi, der Freund der Yogini. Er steht für das Leben an sich. Die körperliche Übung macht den Atem für unseren Geist greifbarer. Geist und Körper werden in der Übung von Anfang an nicht getrennt konditioniert, sondern gemeinsam. Jede Erkenntnis muss in den Körper sickern und dort eine nachhaltige Veränderung hinterlassen. Der Atem vermittelt. Die Anleitung, so wie sie zum Beispiel im Yogasutra dokumentiert vorliegt, ist klar und deutlich. Lesen, verstehen und tun. Ein Schritt nach dem anderen und mit dem Gedanken bei jedem einzelnen Schritt bleiben.

Es würde den Rahmen dieses Buches sprengen, Ihnen hier die gesamte Yoga-Philosophie nahebringen zu wollen. Ich darf Sie an dieser Stelle an mein Buch „Welt-Yoga" ver-

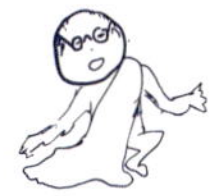

weisen. Ebenso kann ich Ihnen mit einem Buch keine komplexen Asanas, Körperübungen aus dem Yoga, vermitteln. Dazu braucht es einen Lehrer und den persönlichen Kontakt.

Ich wähle daher einfache Übungen, die aus meiner Erfahrung bei Angst besonders wertvoll sind. **Krishnamacharya**, einer der bedeutendsten indischen Yogameister des 20. Jahrhunderts, beschreibt, dass es so viele *Asanas* gibt wie Sterne am Himmel. Er möchte damit zum Ausdruck bringen, dass sich die Körperhaltungen zur Kräftigung des Körpers immer an den jeweiligen Übenden anpassen sollen, nicht umgekehrt. In diesem Sinn habe ich klassische Übungen an die Situation „Angst" angepasst. Sie können diese Übungen als Einzelübungen machen, so wie die Atemübungen auch, oder in Ihr persönliches Yoga-Programm einbauen. Hören Sie auf Ihren Körper. Er wird Ihnen den Weg weisen.

Die Yoga-Philosophie verinnerlichen Sie dadurch, dass Sie sich damit beschäftigen und dann in Ihren Alltag einbauen. Dabei werden Sie bemerken, dass viele Empfehlungen ähnlich jenen aus dem Buddhismus sind. Der **Buddhismus** hat sich aus dem Yoga entwickelt. Die größte Leistung Buddhas war es, einen guten Weg durch das Leben zu formulieren, den jeder gehen kann, nicht nur asketisch lebende Yogis.

Im Yoga geht es zunächst einmal um **Achtsamkeit**. Achtsamkeit bedeutet, dass Sie mit Ihren Gedanken genau bei dem sind, was Sie gerade tun. Das können Sie in jedem Moment Ihres Alltags üben, beim Kochen, beim Zähneputzen, beim Waschen, beim Anziehen. Wenn Sie zum Beispiel essen, dann essen Sie. Tun Sie nichts daneben. Bleiben Sie mit Ihren Gedanken beim Essen. Da gibt es viel für Ihre Gedanken zu tun: Sie beobachten und denken mit, wie Sie zum Beispiel ein Stück Gemüse mit der Gabel aufspießen und mit dem Messer schneiden, dann den Bissen zum Mund führen und wie er sich im Mund anfühlt, wie oft Sie beißen müssen, um ihn zu zerkleinern, wie er schmeckt, wie die Konsistenz ist, wie es sich anfühlt, ihn hinunterzuschlucken. Beschäftigen Sie Ihren Geist mit all dem, was gerade passiert.

Wenn ein kleines Kind mit Messer und Gabel essen lernt, ist es ganz intensiv mit seinen Gedanken bei der Sache. Man nennt das auch den **Anfängergeist**. Gehen Sie Dinge so an, als würden Sie diese zum allerersten Mal tun! Dann bleiben Sie wach und aufmerksam. So gehen Sie, ab dem Moment, an dem Sie in der Früh aufstehen, bis zu dem Moment, an dem

Sie abends ins Bett gehen und einschlafen, durch Ihren Alltag. Das Leben spielt sich im Moment ab, nirgendwo sonst.

Das ist einmal Ihre wichtigste Verhaltenstherapie: Achtsamkeit. Seien Sie achtsam mit den Worten, die Sie zu anderen sagen, mit den Taten, die Sie setzen. Lügen und betrügen Sie nicht und machen Sie nur Dinge, die Sie mit Ihrem Gewissen vereinbaren können. Als Belohnung gibt es einen ruhigen und tiefen Schlaf, den „Schlaf der Gerechten", wie man so schön sagt, und dann kann die Niere regenerieren.

Werden Sie **langsam**, lassen Sie sich mehr Zeit! In der Arbeit können Sie ja das Tempo unserer Zeit mitgehen. Alles wird schneller, nicht besser, nur schneller. All unsere Erfindungen im Bereich der Fortbewegungsmittel und bei der Informationsbeschaffung beschleunigen unser Leben. Aber *wohin* kommen wir dadurch schneller?

Dass Unternehmen mit anderen mithalten müssen, ist verständlich. Aber Menschen in ihrem Privatleben? Achtsamkeit fordert eine gewisse Langsamkeit. Ihr Körper und Ihr Geist kommen oft nicht mehr mit dem Tempo unserer Gesellschaft mit. Oder? Was ist die Folge? Angst! Angst, es nicht so schnell wie die anderen zu schaffen, Angst vor dem Versagen, weil man bei dem gegenwärtigen Tempo ohnehin schon am Limit ist, Angst, dann über das Ziel hinauszuschießen.

Schaffen Sie auch **Struktur** in Ihrem Alltag! Unser Körper und unser Geist brauchen Dinge, an denen sie sich festhalten können, die stabil und immer gleich sind. Das empfindet der Körper als *verlässlich*. Ihr Körper und Ihr Geist sollen sich auf Sie verlassen können. Struktur können Sie schaffen durch Ihre Mahlzeiten, Ihre Arbeit, Ihre Bewegung oder Ihre Freizeitgestaltung. Körper und Geist sollten **jeden Tag** eine Einheit Zuwendung erhalten, wie zum Beispiel:

- Yoga für Körper und Geist;
- Bewegung wie Gehen, Laufen, Schwimmen, Radfahren, Schnurspringen und vieles mehr für den Körper;
- Spannendes oder Lehrreiches lesen, sich angeregt unterhalten, träumen, Kreuzworträtsel lösen, eine Sprache erlernen und vieles mehr für den Geist.

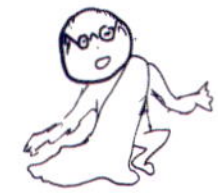

Leben ist Bewegung.

Sowohl der Körper als auch der Geist brauchen Bewegung. Auch die **Gefühle** sollen bewegt werden, also achten Sie auf die Balance der Gefühle. Wenn Sie einmal aus dem Gleichgewicht sind, dann ändern Sie etwas, lassen Sie sich helfen! Ein Gespräch kann schon sehr viel verändern. Wenn Sie trauern, besuchen Sie zum Beispiel eine Trauergruppe, wenn Sie unter Ängsten leiden, arbeiten Sie mit einem Coach oder einem Psychotherapeuten, gehen Sie in eine Selbsthilfegruppe oder reden Sie regelmäßig mit Freundinnen oder Freunden. Dasselbe gilt für Wut, Zorn, Aggression oder für eine Depression.

Starre heißt Tod.

Krank macht, was sich nicht bewegt, egal ob es um Qi und Blut im Körper geht, um Emotionen oder fehlende geistige oder körperliche Bewegung. Wenn etwas – egal was – in Ihrem Leben passiert, erstarren Sie nicht, sondern reagieren Sie, **handeln Sie**, gehen Sie in das Tun! Eine Richtung, die man im Leben einschlägt, kann richtig oder falsch sein, das kann man korrigieren. Keinen Weg einzuschlagen und zu erstarren ist tödlich – für das eigene Leben, für die Gesundheit, für die Gefühle, für eine Beziehung, für eine Arbeit, für eine Freundschaft, für die Kinder. Leben ist Veränderung und Weiterentwicklung. Gehen Sie mit und bleiben Sie beweglich!

Yoga sollte Ihre Übung gegen Starre, aber für die Stärkung Ihrer Beweglichkeit sein und so Teil Ihrer täglichen Struktur werden. Für Yoga brauchen Sie einen klar definierten, geschützten Bereich. Das kann Ihre Yoga-Matte sein.

Ziel ist es, jeden Tag auf die (Yoga-)Matte zu gehen. Die Matte ist Ihr sicherer, *heiliger* Ort. Wenn SIE auf der Matte sind, weiß Ihre Familie, dass Sie nicht gestört werden wollen. Die Matte soll für Sie sein wie der Altar für Gläubige. Wenn Sie mit Ihrer Übung fertig sind, rollen Sie die Matte wieder zusammen und stellen Sie sie an einen geschützten Ort. Auf die Matte zu gehen bedeutet, bei sich zu sein, zentriert und konzentriert, im Moment, bei Ihrem Atem. Stimmen Sie sich gedanklich auf Ihre Praxis ein. Denken Sie sich Folgendes im Geiste durch:

Einatmung aktiviert, Ausatmung entspannt.
Die Atmung führt die Bewegung.
Atem vor Bewegung.

Dann beginnen Sie Ihre **Praxis.** Nun folgt ein Beispiel für eine einfache Praxis bei Angst. Gedacht ist, dass Sie so die ganze Praxis einmal durchgehen, die einzelnen Übungen direkt hintereinander. Sie können sich aber auch die einzelnen Übungen so zusammenstellen, wie Sie wollen. Sie können auch bei einer einzelnen Übung bleiben und nur diese üben. Nehmen Sie sich Zeit, schenken Sie sich die Ruhe, die Sie brauchen. Wie Sie sich entscheiden zu üben: Es ist gut, solange Sie täglich auf die Matte gehen.

Wir beginnen im Stehen. Stellen Sie sich auf Ihre Yogamatte, Füße etwa hüftbreit. Spüren Sie die Verbindung Ihrer Füße mit der Matte, mit dem Boden, mit der Erde. Sie können leicht hin- und herwippen und langsam Ihren Schwerpunkt finden. Dann kommen Sie zur Ruhe.

1. Atemübung 2 (aus dem Kapitel „Fünf Atemübungen")

Legen Sie eine Hand auf den Brustkorb, die andere auf den Bauch. Atmen Sie in Ruhe ein und aus und beobachten Sie Ihren Atem. Welche Hand hebt sich? Welche Hand senkt sich, und wann? Dann greifen Sie in die Atmung ein. Achten Sie darauf, dass sich in der Einatmung nur Ihre Hand am Bauch hebt und bei der Ausatmung nur Ihre Hand am Bauch senkt. Üben Sie diese Atmung mindestens zehn Atemzüge lang.

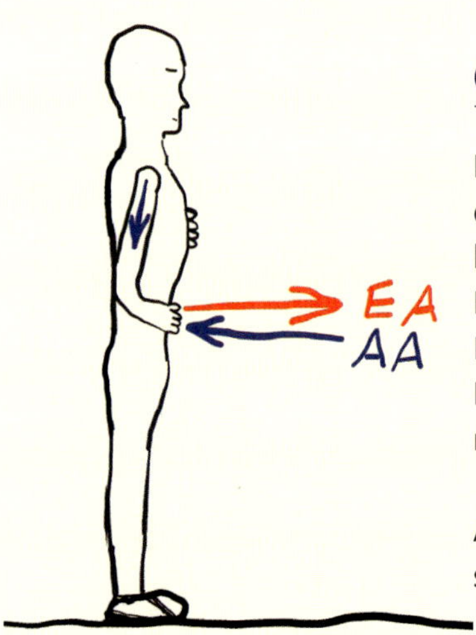

2. Atemübung 5 (aus dem Kapitel „Fünf Atemübungen")

Lassen Sie die Einatmung beginnen. Die Atmung führt die Bewegung. Dann heben Sie Ihre beiden Arme seitlich vom Körper weg und gleichzeitig auch leicht Ihren Kopf. Am Ende der Einatmung sollen Ihre Arme über Ihrem Kopf sein und Ihr Kopf soll entspannt mit dem Blick leicht nach oben ausgerichtet sein. Die Arme müssen sich dabei nicht berühren.

Lassen Sie jetzt die Ausatmung beginnen. Die Atmung führt die Bewegung. Lassen Sie Ihre Arme seitlich fallen und senken Sie gleichzeitig Ihren Kopf.

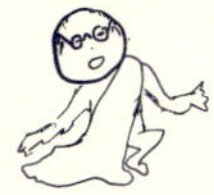

Am Ende der Ausatmung sollen die Arme seitlich am Körper anliegen und der Kopf soll leicht gesenkt sein, den Blick leicht nach unten gerichtet. Auf diese Weise üben Sie fünf- bis zehnmal. Seien Sie achtsam. Ihre Gedanken sollen während der Übung bei Ihrer Atmung, Ihren Armen und Ihrem Kopf sein.

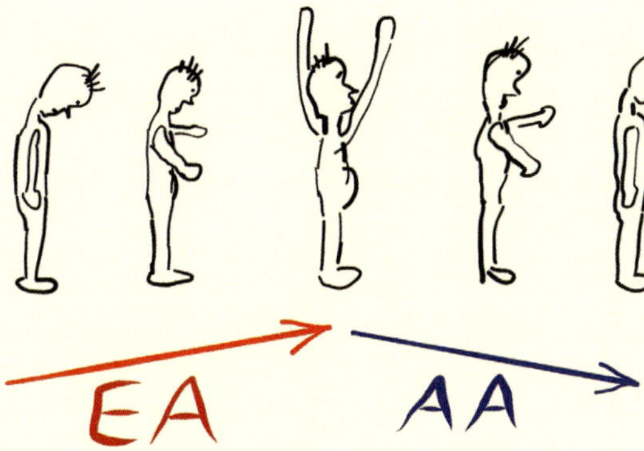

Variation von Atemübung 5: Sie können diese Übung auch variieren. Stellen Sie sich dazu bei der Einatmung schön langsam auf die Zehenspitzen, sodass Sie am Ende der Einatmung ganz auf den Zehenspitzen stehen. Kommen Sie während des Ausatmens nun wieder mit Ihren Fußsohlen auf den Boden und senken Sie gleichzeitig Ihre Arme und Ihren Kopf. Am Ende der Ausatmung sollen Ihre Fersen wieder den Boden berühren.

Diese Übung klingt sehr einfach. Wenn Sie sie aber wirklich achtsam durchführen, werden Sie bemerken, wie sehr Ihr Geist gefordert ist.

3. Uttanasana (Vorbeuge)

Lassen Sie die Einatmung beginnen. Die Atmung führt die Bewegung. Heben Sie nun Ihre Arme seitlich vom Körper weg und gleichzeitig Ihren Kopf. Am Ende der Einatmung sollen beide Arme und der Kopf oben sein, der Blick dabei leicht nach oben gerichtet.

Lassen Sie die Ausatmung beginnen. Die Atmung führt die Bewegung. Beugen Sie sich nach vorne und senken Sie Ihre Arme gleichzeitig seitlich. Achten Sie darauf, dass Ihr Rücken möglichst lang gerade bleibt. Am Ende der Ausatmung soll Ihr Oberkörper so entspannt wie möglich vorgebeugt sein und Ihre Hände sollen auf Ihren Füßen ruhen oder auf dem Boden neben Ihren Füßen. Wenn Sie nicht so weit hinunterkommen, lassen Sie Ihre Hände auf Ihren Unterschenkeln ruhen.

Sobald Sie nun mit der Einatmung beginnen, heben Sie Ihren Oberkörper wieder an und strecken Sie Ihren Rücken, so wie es

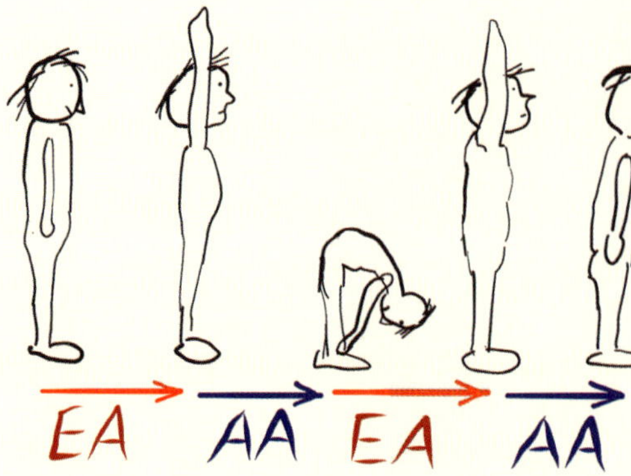

Ihnen möglich ist. Heben Sie gleichzeitig Ihre Arme seitlich vom Körper an. Am Ende der Einatmung sollen Sie ganz aufgerichtet sein, der Blick leicht nach oben gerichtet, und Ihre Arme sollen sich über Ihrem Kopf befinden. Bei der nächsten Ausatmung senken Sie die Arme seitlich am Körper und senken Sie auch Ihren Blick. Uttanasana ist damit beendet. Wiederholen Sie diese Übung drei- bis fünfmal.

4. Uttanasana mit Verweilen

Lassen Sie die Einatmung beginnen. Der Atem führt die Bewegung. Heben Sie die Arme und den Kopf synchron mit der Atmung. In der Ausatmung beugen Sie sich vor, lassen Ihre Arme und Ihren Kopf folgen. In der Einatmung richten Sie Ihren Körper wieder etwas auf und strecken Sie den Rücken etwas durch. Heben Sie den Kopf leicht, ohne dass Sie Ihre Hände von Ihren Unterschenkeln, Füßen oder vom Boden lösen. In der Ausatmung beugen Sie sich wieder vollständig nach vorne.

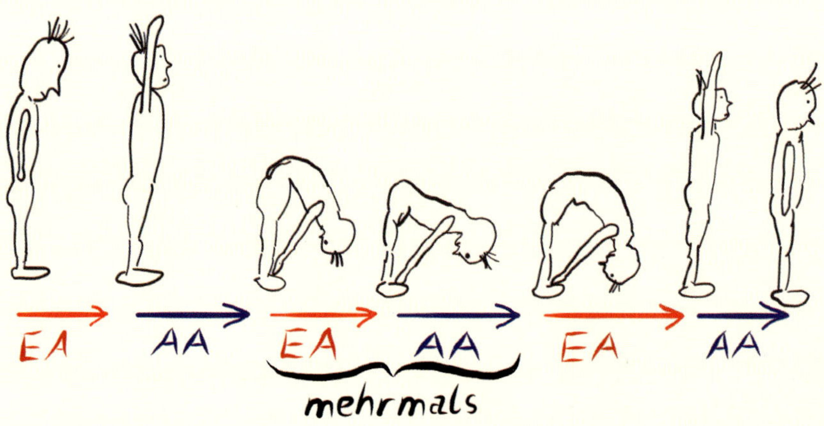

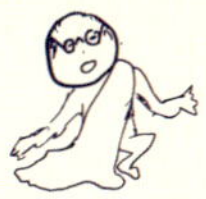

Die Bewegung, die Sie vorgebeugt in der Ein- und Ausatmung vollführen, kann ganz fein und von außen kaum sichtbar sein. Wichtig ist, dass Sie die feine Aufrichtung spüren. Es kann sein, dass Sie diese Enge als bedrohlich empfinden, die durch die Nähe des Oberkörpers zu den Beinen entsteht, je nach Ihrer Leibesfülle. Dann beugen Sie sich in Uttanasana nur so weit vor, wie es für Sie angenehm ist. Ansonsten können Sie so oft „unten“ verweilen, wie es für Sie angenehm ist. Wenn möglich, wiederholen Sie dieses Verweilen mindestens zwei- bis dreimal. Richten Sie sich dann in Uttanasana wieder auf und schließen Sie diese Übung ab.

Gönnen Sie sich ein paar entspannte Atemzüge und wiederholen Sie „Uttanasana mit Verweilen“ noch zweimal.

5. Ellenbogenvierfüßler

Gehen Sie in den Vierfüßlerstand hinunter und beugen Sie dann die Arme. Legen Sie die Unterarme bis zu den Ellenbogen ganz auf der Matte ab. Ich nenne dies den Ellenbogenvierfüßler. Kommen Sie zunächst in Ruhe in dieser Position an. Sie können Ihr Gesäß leicht rotieren, es also nach vorne und nach hinten bewegen oder seitlich über die Hüfte und dabei die Hüfte dehnen. Wenn Sie sich gut seitlich dehnen, dehnen Sie den **Gallenblasen-Meridian,** der seitlich über Ihre Hüfte verläuft. Dadurch bauen Sie Spannung im Körper ab. Hören Sie auf Ihren Körper und folgen Sie der Bewegung. Es soll vor allem angenehm sein.

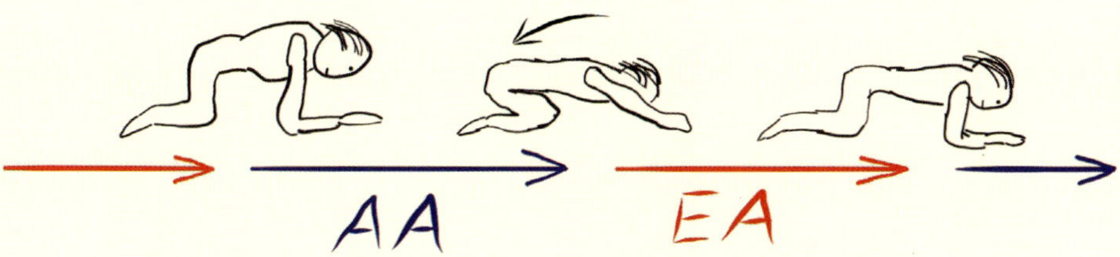

Verweilen Sie jetzt im Ellenbogenvierfüßler in Ruhe und fokussieren Sie sich auf Ihre Atmung. Atmen Sie mit dem Bauch ein und auch wieder aus. Nutzen Sie in der Einatmung die Schwerkraft, durch die Ihr Bauch nach unten sinkt. Machen Sie das ein paar Atemzüge lang.

Atmen Sie dann ein. Beobachten Sie. Lassen Sie die Ausatmung beginnen, beugen Sie sich mit Ihrem Körper nach hinten und bewegen Sie Ihr Gesäß so gut wie möglich Richtung Waden und Fersen. Strecken Sie dabei Ihre Arme durch und lassen Sie Ihren Kopf zwischen die Arme sinken. Bei der nächsten Einatmung richten Sie sich wieder in den Ellenbogenvierfüßler auf. Wiederholen Sie diese Übung mehrmals, etwa drei- bis fünfmal.

6. Ellenbogenvierfüßler mit Verweilen

Vergleichbar mit „Uttanasana mit Verweilen“ bleiben Sie nun in der Streckhaltung. Atmen Sie ein, atmen Sie aus und bewegen Sie Ihr Gesäß nach hinten, strecken Sie Ihre Arme nach vorne durch. Verweilen Sie nun mehrere Atemzüge lang in dieser Position.

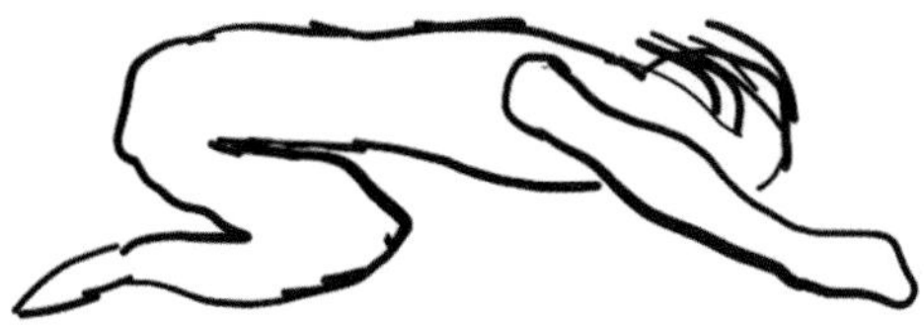

Dabei können Sie auch den Kopf auf der Matte ablegen und tief in Ihren Bauch hineinatmen. Spüren Sie einerseits die Enge durch die Nähe von Oberschenkel und Bauch, andererseits die **schützende Begrenzung** dieser Haltung. Verweilen Sie zwei bis drei Atemzüge lang in dieser Position. Vollenden Sie den Durchgang und wiederholen Sie die Übung „Ellenbogenvierfüßler“ noch mindestens zweimal.

Was Sie hier lernen sollen zu erleben, ist Ihre körperliche Begrenzung, das heißt, wo Sie beginnen und wo Sie aufhören. Sie sollen Ihren Körper als **Schutzhütte Ihrer Seele** erleben. Hier, auf Ihrer Matte, in dieser Position, kann Ihnen keiner etwas anhaben. Sie werden durch die Wiederholung dieser Übungen lernen, dieses Gefühl jederzeit abzurufen, auch ohne auf der Yogamatte oder zu Hause zu sein.

Schließen Sie diese Übung ab und verweilen Sie in der Position auf Ihren Ellenbogen.

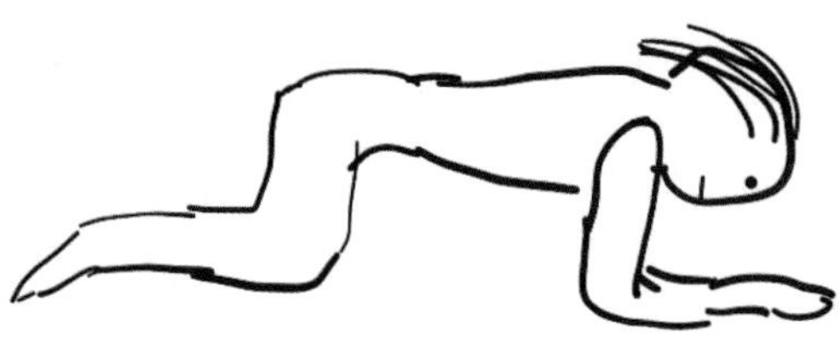

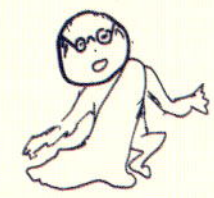

7. Kleines Haus

Verschränken Sie bei dieser Variante des Ellenbogenvierfüßlers, der Kindhaltung, nun Ihre Finger ineinander.

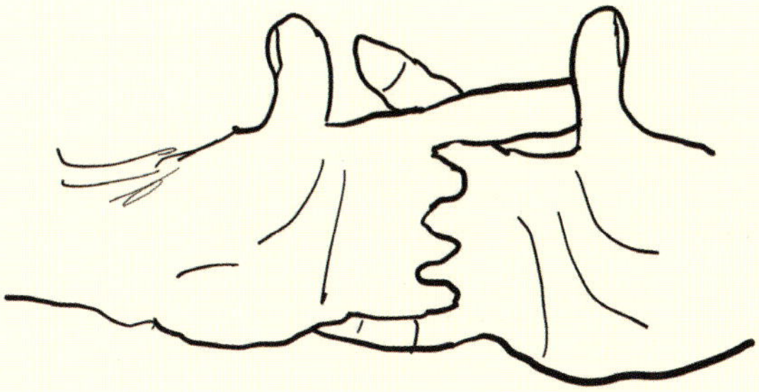

Legen Sie den Scheitel Ihres Kopfes in Ihre Hände, die Hände auf die Matte. Lassen Sie Ihr Gesäß so gut wie möglich auf Ihre Unterschenkel fallen. Nehmen Sie nun eine Schutzposition ein, bei der die Hände den Kopf schützen und den wichtigsten Akupunkturpunkt für die Spiritualität, **Bai Hui,** wärmen und behüten. Bai Hui bedeutet *der hundertfache Sammler*, er markiert die höchste Stelle des Kopfes, an dem viele Meridiane, also Bahnen des Qi, zusammenlaufen. Machen Sie den ganzen Körper so klein wie möglich.

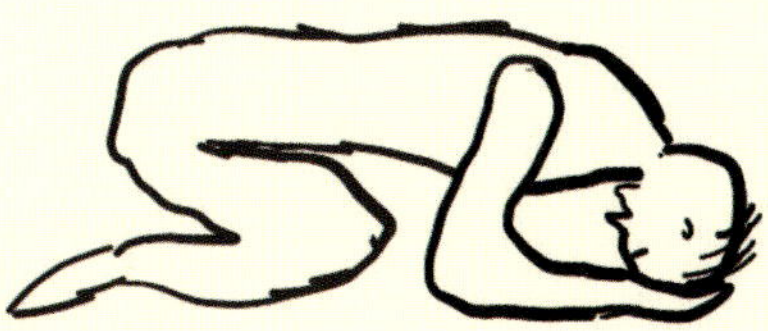

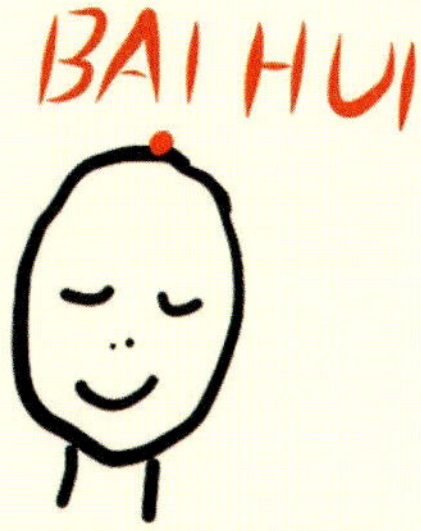

Ich nenne diese Position **kleines Haus.** Dieses soll Ihnen Heimat sein. Hier sollen Sie in sich ankommen, sich in Ihren Körper zurückziehen können. Atmen Sie entspannt ein und aus. Achten Sie nun nicht mehr auf die Atemführung, sondern allein darauf, dass Sie sich in der Position wohlfühlen. Falls Ihnen das alles zu eng ist, lösen Sie diese Position gleich wieder auf. Wenn Sie sich jedoch beschützt, geborgen und sicher fühlen, verweilen Sie darin, solange Sie wollen, und merken Sie sich dieses Gefühl. Interpretieren Sie das Gefühl von *Enge* in dieser Position in *Geborgenheit* um! Dieses Geborgenheitsgefühl können Sie dann später jederzeit aus Ihrer Erinnerung abrufen.

Sie müssen nicht starr in der Position verharren. Sie können auch eine leichte Rumpfbewegung vollführen, rotieren, hin und her, vor und zurück. Ihr Körper soll sich entspannt anfühlen.

8. Position „Beschütze die Niere!"

Setzen Sie sich im Schneidersitz auf Ihre Yogamatte, so gut es für Sie geht. Überkreuzen Sie die Beine ganz entspannt und richten Sie gleichzeitig Ihren unteren Rücken auf. Sie können zunächst die Hände auf die Knie legen und sich leicht mit einem Zug Ihrer Arme aufrichten.

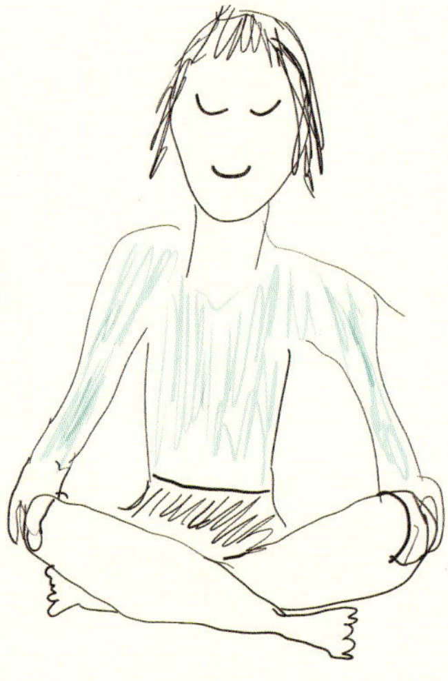

Greifen Sie nun zu Ihren Füßen. Auf Ihren Sohlen gibt es einen wichtigen Akupunkturpunkt, **Niere 1.** Dort dringt gern Kälte in den Körper ein, weshalb dieser Punkt ganz viel Wärme und Zuwendung benötigt. Es ist wichtig, diesen Punkt zu schützen.

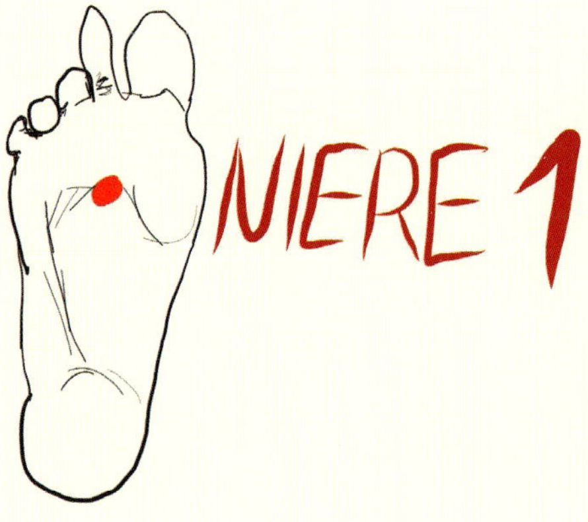

Legen Sie Ihren rechten Daumen auf den linken Niere-1-Punkt und Ihren linken Daumen auf den rechten Niere-1-Punkt. Halten Sie sich mit den übrigen Fingern beider Hände gut an Ihren Füßen fest.

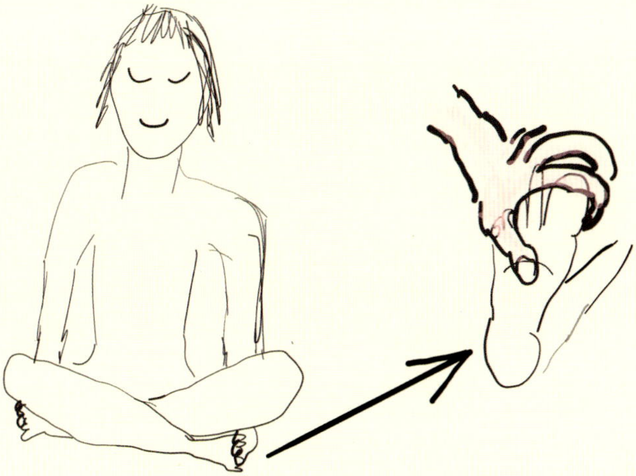

Damit haben wir eine wunderbare „Nierenschutz-Position“. Sie wärmen so den Nierenmeridian mit Ihrer eigenen Wärme, aus eigener Kraft. Dabei schützen Sie Ihre wertvollen Reserven, die in der Niere sitzen, und schaffen einen Energiekreislauf, der durch Herz und Niere geht.

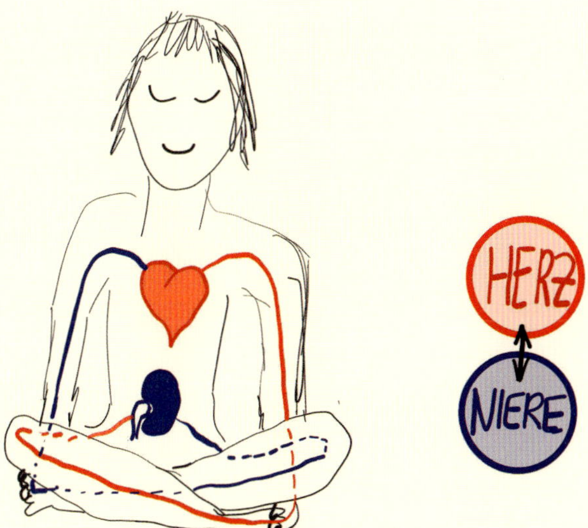

Wie Sie sehen, ergänzen die Traditionelle Chinesische Medizin und Yoga einander perfekt.

Stellen Sie sich nun die Energie, das Qi, vor, wie es von Ihrem Herzen weg zunächst in Ihren linken Arm fließt, über Ihre linke Hand in Ihren rechten Fuß und über Ihr rechtes Bein bis hin zur Nierengegend, die Sie sich auf einer oder auf zwei Seiten Ihres Körpers vorstellen können. Dort bekommt Ihr Qi eine Auffrischung und fließt mit neuem Elan über Ihr linkes Bein zu Ihrem linken Fuß in Ihre rechte Hand und über Ihren rechten Arm zurück zu Ihrem Herzen. Das ist der erste Durchfluss. Sie können diese Vorstellung nutzen, um in eine Art Meditation zu sinken. So richten Sie Ihre Gedanken und Ihre Aufmerksamkeit auf den glatten Qi-Fluss in Ihrem Körper und verbinden dies mit einer angenehmen Empfindung von Schutz und Geborgenheit.

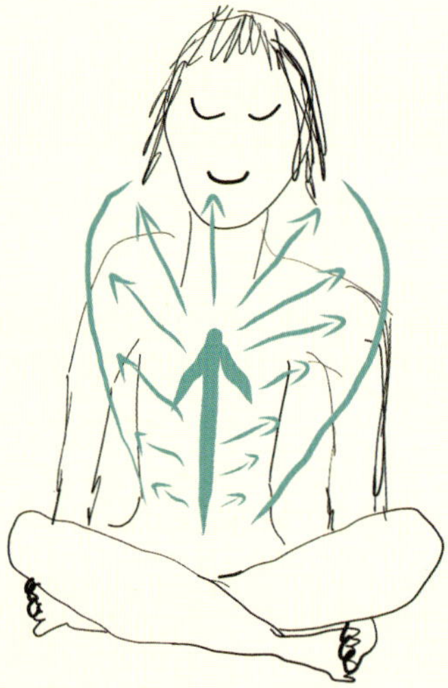

Sie wissen, dass die Niere, chinesisch gedacht, für die Einatmung zuständig ist. Beginnen Sie nun aus dem Bauch heraus eine tiefe Einatmung durch die Nase und spüren Sie, wie der Atem aufsteigt und den **Herzraum** öffnet. Sie atmen also nun bewusst auch mit der **Brustatmung** und weiten dabei Ihren Brustkorb. Das heißt, Sie beginnen bei der Bauchatmung und dann entsteht als Zusatz ein Weiten des Brustkorbs.

Spüren Sie, wie der Atem, der von der Niere kommt, Ihr Herz öffnet, Ihren Herzraum weitet. Sie können so richtig tief einatmen, richtig schnauben, um alles aufzureißen und zu öffnen. Dann halten Sie am Ende der Einatmung inne und lassen Sie die Ausatmung beginnen, sobald es sich gut anfühlt. Leeren Sie Ihre Brust, dann Ihren Bauch und – wenn Sie bereit sind – atmen Sie wieder ein.

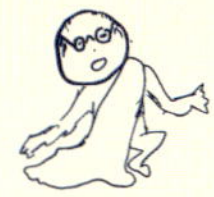

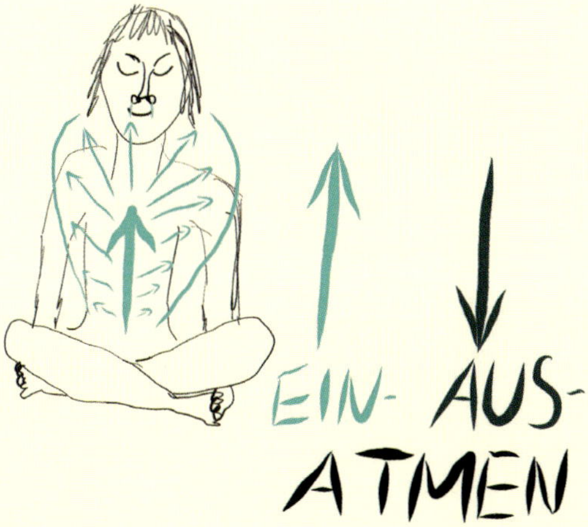

Machen Sie das ein paar Atemzüge lang. Dann beenden Sie die Atemkontrolle und lassen Ihren Atem frei fließen. Spüren Sie wieder hin zu Niere 1 und Ihren Daumen. Ihre Niere ist nun vollkommen geschützt und sicher. Wenn Sie stehen, ist der Körper über Niere 1 mit dem Boden verwurzelt. In dieser Übung können Sie im Sitzen die Verwurzelung der Niere mit der Erde auch in Ihrem Becken spüren.

Sie sind nun tief verwurzelt mit der Erde, Qi fließt gut im Körper, der Herzraum ist weit, die Atmung frei. In diesem Gefühl wird Ihnen Ihre Niere keine Angst schicken. **„Hab keine Angst, liebe Niere“**, können Sie ihr zuflüstern, **„hab keine Angst.“**

Spüren Sie nun hin zu Ihrem Herzraum, dem Raum hinter Ihrem Brustbein, in der Mitte Ihres Brustkorbs. Spüren Sie die Weite und die Stille. Wenn Sie möchten, können Sie eine Kerze in den Herzraum hineinsetzen, als Symbol für das Feuer, das in Ihrem Herzen lodert. Betrachten Sie die Flamme in aller Ruhe und bringen Sie sie dazu, nicht zu flackern.

Verweilen Sie in dieser Position, solange Sie wollen, und lösen Sie sie dann mit einem Lächeln auf Ihren Lippen, mit dem Lächeln Ihres Herzens, dem Lächeln des SHEN.

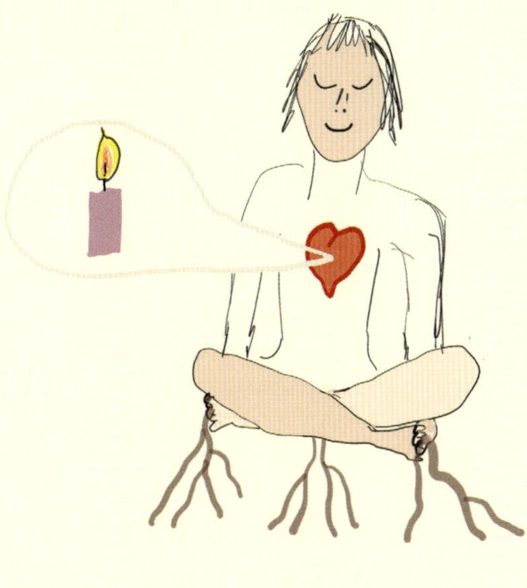

9. Nachspüren

Legen Sie sich nun auf den Rücken, Ihre Arme neben dem Körper und Ihre Beine ausgestreckt. Am besten decken Sie sich mit einer Decke zu. Die Augen können Sie schließen. Spüren Sie nun nach, was Sie alles gerade erlebt haben. Sortieren Sie die Bilder in Ihrem Kopf. Nehmen Sie sich Zeit. Wenn überhaupt keine Bilder kommen und Sie gerade nicht mehr nachspüren wollen, sondern sich Ihr Kopf einfach nur leer anfühlt, dann genießen Sie es. Wenn Sie so weit sind, beenden Sie Ihre heutige Praxis.

Bei späteren Wiederholungen können Sie viele der obigen Übungen auch in Rückenlage, im Liegen machen. Experimentieren Sie! Wenn Sie etwas Gutes für sich entdeckt haben, das Ihnen ein besseres Körpergefühl gibt, ein besseres Schutzgefühl, einen weiteren Herzraum, dann merken Sie es sich und bauen Sie darauf auf. Trauen Sie sich zu, Ihr eigenes Yoga zu erschaffen! Wenn Ihnen einmal die Ideen ausgehen, lassen Sie sich von anderen inspirieren.

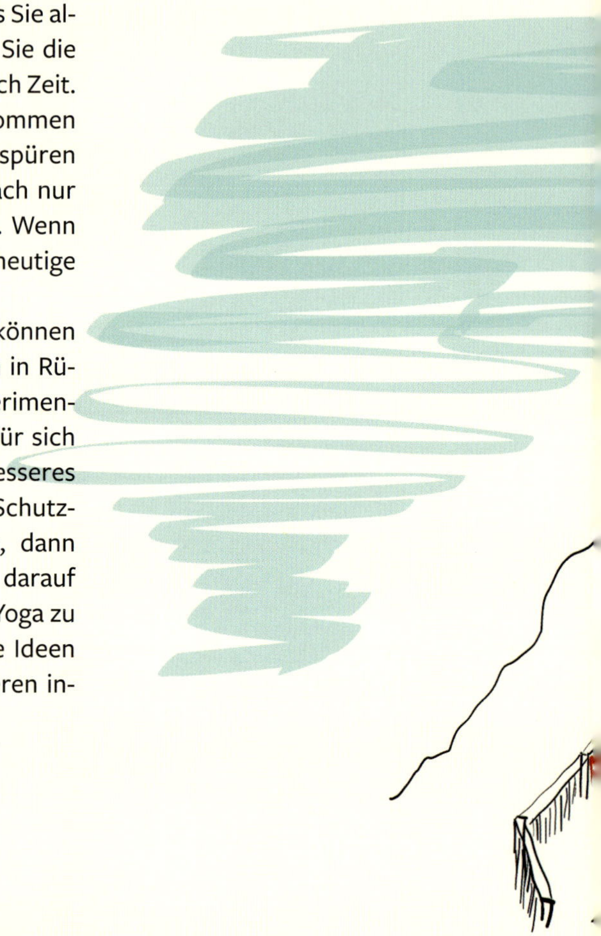

Ich hoffe, ich konnte Ihnen mit diesen wenigen Übungen die Welt des Yoga ein wenig eröffnen. Yoga ist nur ein Weg von vielen, die Sie an das Ziel der Angstfreiheit bringen können. Aus meiner Erfahrung ist es ein umfassender Weg, weil er alle Lebensbereiche einschließt.

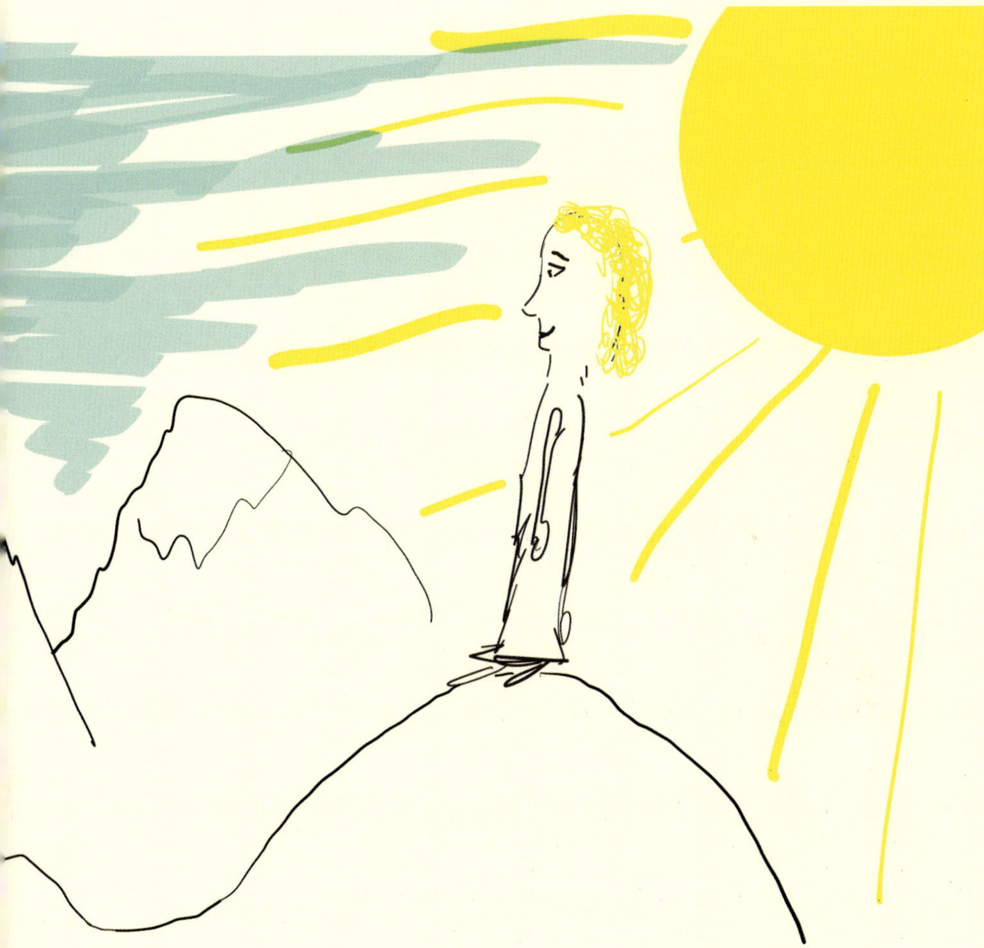

Stress,
Wut, Trauer,
Depression, Zwänge,
Schwindel, Erschöpfung,
Enge, Herzschmerz,
Herzklopfen, Kälte,
Zittern, Kribbeln,
Atemnot, Kopfschmerz,
...

DIE PYRAMIDE *und der* NOTFALLKOFFER

DIE PYRAMIDE ODER: WAS BISHER GESCHAH

Mit der Ost-Route wollte ich Ihnen einige neue Perspektiven aufzeigen, die Sie aus der Ohnmacht reißen sollen, nichts gegen Ihre Angst machen zu können. Sie können sehr viel tun, doch das muss alles nicht direkt mit Ihrer Angst zu tun haben. Kümmern Sie sich um Ihre chinesische Mitte, um die anderen chinesischen Organe. Inkludieren Sie einfache Atemübungen sowie einfache Yogaübungen in Ihren Alltag. Aber denken Sie daran: **täglich!** Sie wollen ja auch *täglich* keine Angst haben. Warum sollte Ihr Körper Dinge wie Yoga, Bewegung oder liebevolle Zuwendung dann nur einmal die Woche *benötigen?* Schaffen Sie sich Strukturen in Ihrem Alltag, an denen Sie sich festhalten können. Lösen Sie Ihre Probleme nicht allein, sondern holen Sie sich Unterstützung. Dann werden Sie bemerken, dass Sie die Mauer der Angst schon weit hinter sich gelassen haben.

Erinnern Sie sich an unsere Behandlungspyramide für die Angststörung, wie ich sie Ihnen in der Einleitung präsentiert habe. Die Basis der Pyramide und damit das Fundament, das Sie mit Ihrer eigenen Natur und der Natur dieser Erde verbindet, ist es, **lieb zu sein zu Ihrer Mitte.**

Im Kapitel „In die andere Richtung“ habe ich Ihnen dazu zehn Punkte vorgeschlagen, welche Sie in Ihre persönliche Mitte bringen sollen. **Mitte** heißt chinesisch *Milz plus Magen,* also der gesamte Verdauungsapparat, und westlich gesprochen ist damit der gesamte Stoffwechsel gemeint. Man muss im Leben alles verdauen können: das Essen und das Trinken, die Gefühle und die Ereignisse, die einem tagtäglich widerfahren. Sie müssen Freude genauso verdauen können wie Leid, Wut oder Trauer. Dafür brauchen Sie eine starke Mitte. Nur wenn Sie aus einer starken Mitte heraus Schritte in Ihrem Leben setzen, werden das gute und richtige Schritte sein. Daher die zehn Punkte für das Essen und Trinken, sodass Ihre Mitte leichter und besser verdauen kann, dann klappt es mit der Verdauung des restlichen Lebens wie auch mit der Angst bald viel besser. Das ist die Basis.

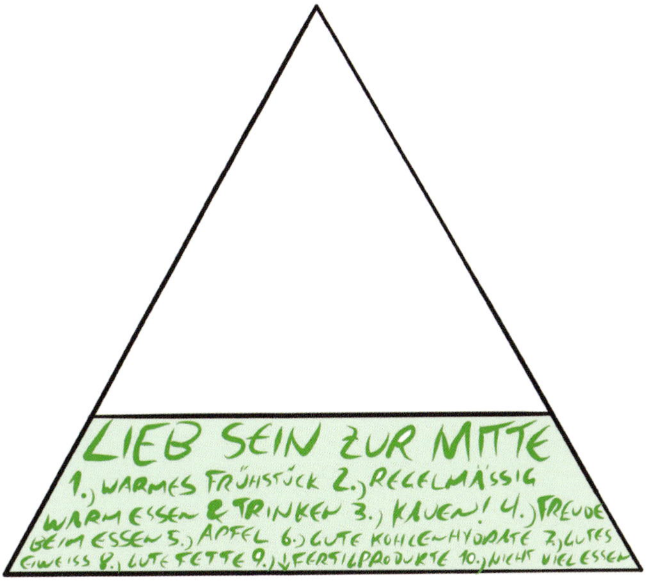

Wir können das auch als „**direkt** lieb sein zur Mitte" bezeichnen, weil das Essen die Mitte ja direkt betrifft. Nun gibt es nach den fünf Elementen ja noch vier andere Vollorgane: Leber, Herz, Lunge und Niere, die alle auf unsere Mitte Einfluss nehmen und gleichzeitig von dieser beeinflusst werden. Also lautet der zweite Schritt, um eine starke Mitte zu erhalten: **Sei lieb zu Leber, Herz, Lunge und Niere!** Weil das auch notwendig ist für die Mitte, nennen wir es auch **„indirekt** lieb sein zur Mitte". Bei der *Leber* geht es um Stress, beim *Herz* um die Lebensfreude, bei der *Lunge* um den Atem und bei der *Niere* um unsere eisernen Reserven.

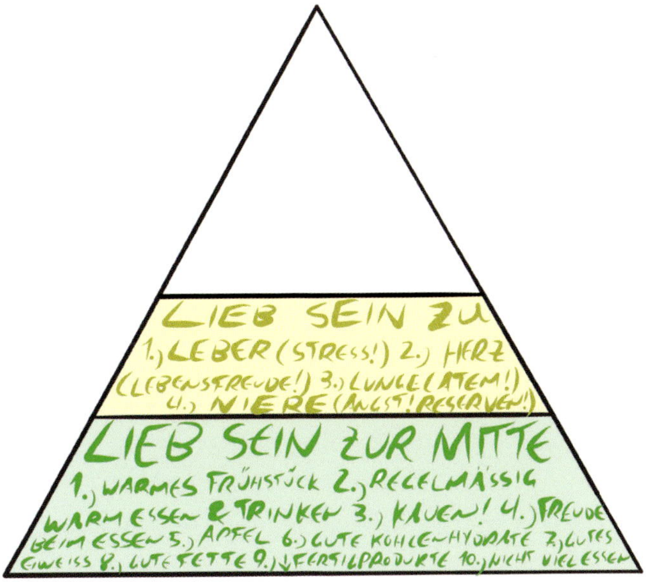

Dann haben wir kurz in die große, spirituelle Welt des **Yoga** geblickt. „Vertrauen und Glück vertreiben Angst und Leid", wurde zu unserem Leitsatz. Um dies nicht nur zu denken und auszusprechen, sondern auch tief zu empfinden, gibt es den **Yogaweg**, dessen Oberfläche mit Übungen gepflastert ist. Das Ziel dieser Übungen ist es, die eigene Mitte zu finden und im eigenen Körper Heimat, Rückzug und einen sicheren Ort zu erleben, an dem einem nichts geschehen kann. Es geht hierbei auch darum, sich vom eigenen Ego freizumachen, das klammert und festhält und uns den Weg zum glücklich machenden Selbst verbaut.

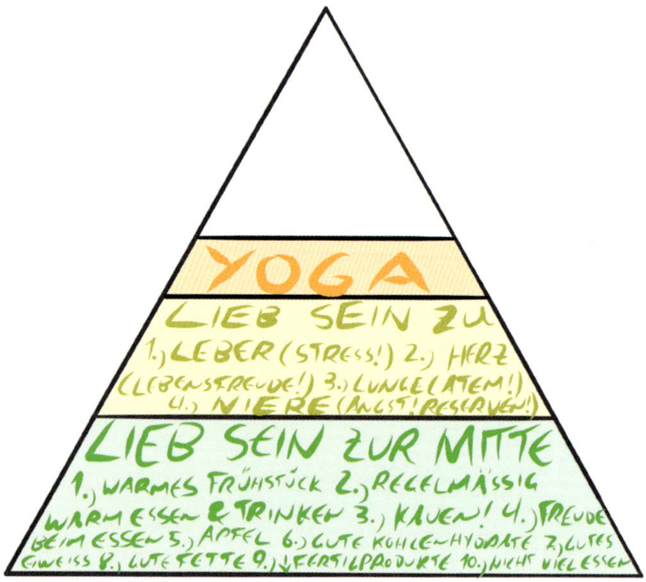
YOGA
LIEB SEIN ZU
1.) LEBER (STRESS!) 2.) HERZ
(LEBENSFREUDE!) 3.) LUNGE (ATEM!)
4.) NIERE (ANGST! RESERVEN!)
LIEB SEIN ZUR MITTE
1.) WARMES FRÜHSTÜCK 2.) REGELMÄSSIG
WARM ESSEN & TRINKEN 3.) KAUEN! 4.) FREUDE
BEIM ESSEN 5.) APFEL 6.) GUTE KOHLENHYDRATE 7.) GUTES
EIWEISS 8.) GUTE FETTE 9.) FERTIGPRODUKTE 10.) NICHT VIEL ESSEN

Dies war die **Ost-Route**, die uns *ohne Mauer*, ohne uns *direkt* mit der Angst zu beschäftigen, nach Rom führen soll, Rom als Sinnbild für unser Ziel, angstfrei zu leben. Bis hierher geht Ihre persönliche Hausaufgabe. All das können und sollen Sie tagtäglich praktizieren.

Dabei wird jeder einen Punkt haben, an dem er sagt: „Das geht nicht" – na, dann erst recht! Hürden sind dazu da, um genommen zu werden und oft steht man im Leben ja genau an dem einen Punkt, weil man die eine oder andere Hürde eben *nicht* genommen hat. Jetzt haben Sie einen Plan, eine Struktur. An die halten Sie sich bitte einmal so gut wie möglich für – sagen wir – einen Monat. Dann – und nicht früher – beurteilen Sie bitte, ob Ihnen die Ost-Route etwas gebracht hat. Dazu können Sie auch noch täglich chinesische Kräuter zu sich nehmen. Sie können sich auch schon von der West-Route westliche Kräuter ausborgen und Sie können sich westlich durch eine *Psychotherapie* unterstützen lassen, welche Ihnen hilft, sich selbst besser kennenzulernen. Geben Sie sich diesen einen Monat Zeit. Wenn es passt, bleiben Sie dabei, wenn nicht, dann gibt es ja noch die **West-Route** mit **angstbewältigenden Strategien**, wobei ich beispielhaft *NLP* und die *kognitive Verhaltenstherapie,* Spezialmethoden der Psychotherapie und des Coachings, vorgestellt habe. **Trotzdem** arbeiten Sie mit TCM und Yoga weiter daran, Ihre Mitte zu finden. Dann braucht es eben länger, aber Sie müssen nicht länger warten, um von Ihren Ängsten befreit zu werden, vor allem, wenn diese Sie tagtäglich wirklich bedrohen. Da können dann auch *Psychopharmaka*, also westliche Medikamente für das Gehirn selbst, nützlich sein, gerade so viel, dass es Ihnen besser geht, gerade wenig genug, um nicht unter den

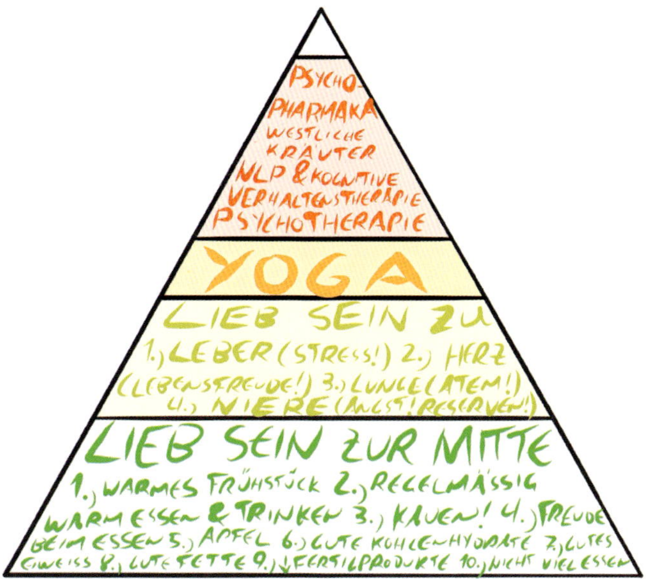
PSYCHO-
PHARMAKA
WESTLICHE
KRÄUTER
NLP & KOGNITIVE
VERHALTENSTHERAPIE
PSYCHOTHERAPIE
YOGA
LIEB SEIN ZU
1.) LEBER (STRESS!) 2.) HERZ
(LEBENSFREUDE!) 3.) LUNGE (ATEM!)
4.) NIERE (ANGST! RESERVEN!)
LIEB SEIN ZUR MITTE
1.) WARMES FRÜHSTÜCK 2.) REGELMÄSSIG
WARM ESSEN & TRINKEN 3.) KAUEN! 4.) FREUDE
BEIM ESSEN 5.) APFEL 6.) GUTE KOHLENHYDRATE 7.) GUTES
EIWEISS 8.) GUTE FETTE 9.) ↓ FERTIGPRODUKTE 10.) NICHT VIEL ESSEN

Nebenwirkungen zu leiden. Ein guter Psychiater oder Arzt Ihres Vertrauens wird Sie dabei ganz achtsam begleiten.

Dann gibt es auch Situationen, in denen einfach gar nichts helfen will, wo man wie gelähmt ist und von der Angst übermannt wird. Dann denken Sie an den Notfallkoffer …

DER NOTFALLKOFFER

Machen Sie den Notfallkoffer auf, denn dort steht als Allererstes:

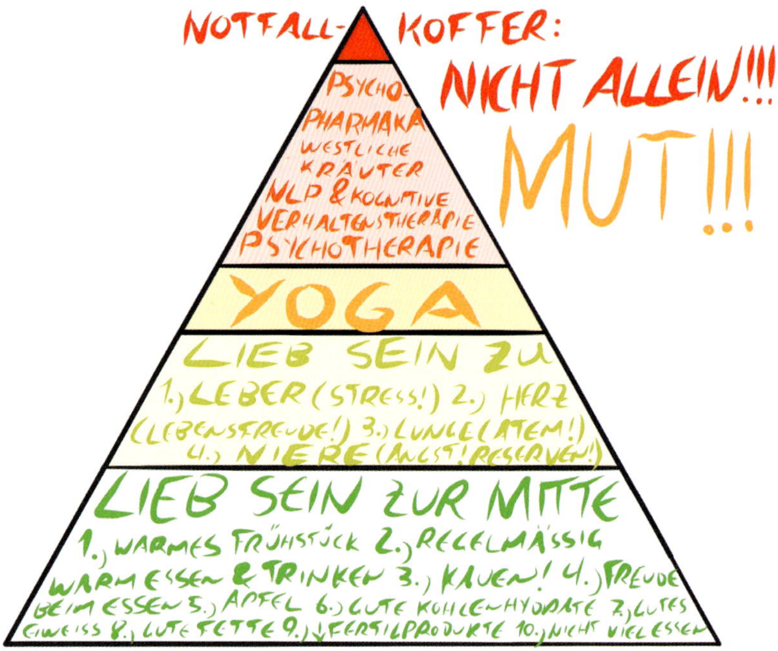
NOTFALL-KOFFER:
NICHT ALLEIN!!!
MUT!!!
PSYCHO-PHARMAKA
WESTLICHE KRÄUTER
NLP & KOGNITIVE VERHALTENSTHERAPIE
PSYCHOTHERAPIE
YOGA
LIEB SEIN ZU
1.) LEBER (STRESS!) 2.) HERZ (LEBENSFREUDE!) 3.) LUNGE (ATEM!) 4.) NIERE (ANGST! RESERVEN!)
LIEB SEIN ZUR MITTE
1.) WARMES FRÜHSTÜCK 2.) REGELMÄSSIG WARM ESSEN & TRINKEN 3.) KAUEN! 4.) FREUDE BEIM ESSEN 5.) APFEL 6.) GUTE KOHLENHYDRATE 7.) GUTES EIWEISS 8.) GUTE FETTE 9.) ↓ FERTIGPRODUKTE 10.) NICHT VIEL ESSEN

Nicht allein!

Egal in welchem Zustand Sie gerade sind, machen Sie es nicht mit sich allein aus! Sie **müssen** die Starre kurz durchbrechen und jemanden anrufen, jemandem eine Nachricht schreiben, jemanden aus dem Bett holen, beim Nachbarn anklopfen, um Hilfe rufen. **Nicht allein** heißt: **Sie sind nicht allein.** Nur: Niemand kann es riechen oder erahnen, dass es Ihnen gerade schlecht geht. Darum müssen **Sie** kurz um Hilfe rufen, schnell jemanden verständigen. **Nicht allein** heißt: **Machen Sie es nicht mit sich allein aus**! Es gibt Situationen im Leben, da geht das einfach nicht. Das kennen wir alle. Natürlich reden wir nicht gerne davon, weil es uns in unserer größten Schwäche zeigt, und wir wollen ja immer stark erscheinen vor den anderen, und schön. Deshalb kommt in der größten Krise Ihres Lebens noch ein ganz anderes Gefühl zu tragen: **Mut**!!!

Es braucht Mut, sich anderen in Schwäche zu zeigen, in Zerbrechlichkeit und Verzweiflung. Bringen Sie den Mut auf, um Hilfe und Unterstützung zu bitten!

Denken Sie zunächst an vertraute Menschen, die Ihnen nahestehen. Dann denken Sie auch an ganz Fremde, wie Ihre Nachbarin oder Ihren Nachbarn. In der Not wird Ihnen jeder Mensch helfen. Vertrauen Sie darauf! Wenn Ihnen gar niemand einfällt, dann haben Sie bitte **vorher schon**, am besten gleich **jetzt**, die wichtigsten Nummern in Ihrem Handy und besser noch **in Ihrem Kopf** (weil man Handys ja auch liegenlassen kann ...) abgespeichert.

Dann wird man Sie in eine Klinik bringen und auf Sie aufpassen und Sie beschützen, vor anderen und vor sich selbst. Haben Sie Mut, sich helfen zu lassen! Vertrauen Sie unseren modernen Kliniken! Falls Sie Schreckensbilder von alten Psychiatrien im Kopf haben, sind das mehr Erinnerungen an Horrorfilme als die Realität. Moderne Psychiatrien sind *Wellnessoasen für die Psyche,* ein bisschen verschönert formuliert ... Dann bekommen Sie wahrscheinlich einmal von den Medikamenten, die Ihnen Ihre Angst gleich völlig nehmen, und das verschafft Ihnen Zeit, wieder zu sich zu kommen. Wenn Sie dann wieder bei sich sind, suchen Sie Ihre Mitte, die Mitte Ihres Körpers, Ihrer Seele, Ihres Lebens. Suchen Sie Ihre Träume, Ihre Wünsche und die Menschen, die Ihnen Gutes wollen.

Wenn Sie wieder etwas klarer sehen, schließen Sie sich verschiedenen Gruppen an, entweder nach Ihren Interessen wie Tanzen, Yoga, Basteln, Wandern oder gehen Sie zu einer Selbsthilfegruppe, um zu erfahren, wie viele Menschen genau die gleichen Probleme haben wie Sie, genau die gleichen Ängste und Sorgen. Nochmals – nicht allein bedeutet: **Sie sind nicht allein**. Das, was Sie an Ängsten haben, haben ganz viele Menschen in unserer Gesellschaft. Die Gruppenzugehörigkeit wird Ihnen helfen, sich und dann auch anderen zu helfen.

Das ist nämlich der springende Punkt als Zeichen, dass es Ihnen besser geht: **Sie wollen anderen helfen. Sie wollen nicht, dass diese das Gleiche durchmachen müssen wie Sie.**

NICHT ALLEIN!
MEINE WICHTIGEN TELEFONNUMMERN
Ö 142
CH 143
D 0800-1110111

- **Nummer von bester Freundin / bestem Freund**
- **Nummer von Papa / Mama / Bruder / Schwester usw.**
- **Telefonseelsorge in Österreich: 142**
- **Sozialpsychiatrischer Notdienst in Österreich: 01/31330**
- In den meisten österreichischen Städten sowie in jeder deutschen Stadt gibt es Notfallnummern. Bitte suchen Sie diese für Ihre eigene Stadt heraus! Zum Beispiel gibt es in Wien das **Kriseninterventionszentrum: 01/4069595**
- **Telefonseelsorge in Deutschland: 0800/1110111 oder 0800/1110222**
- **Telefonseelsorge in der Schweiz („Die Dargebotene Hand"): 143**
- **Caritas („Die Grüne Nummer") in Südtirol: 840 000 481**
- Oder Sie rufen einfach direkt die Rettung an:
  in Österreich 144
  in Deutschland 112
  in der Schweiz 144

Meine Notfallnummern

LIEBE LESERIN, LIEBER LESER!

Abschließend möchte ich Ihnen noch sagen, dass **fast alle Menschen** im Laufe ihres Lebens einmal eine schwere Krise erleben, in der sie mit großen Ängsten konfrontiert werden. Diese Krise kann jedoch gleichzeitig die größte Chance sein, Ihrem Leben einen neuen Kurs zu geben. In seiner ursprünglichen Wortbedeutung heißt Krise nichts anderes als „Wendepunkt". Wenn Sie Ihre Ängste verstehen und deren Botschaft liebevoll annehmen, wird die Lebensfreude wieder zu Ihnen zurückkehren und Sie bestärken, auf Ihr Herz zu hören.

Wenn Sie dann durchschauen, wie **alles zusammenhängt**, Ihre Ängste mit den Ängsten in unserer Gesellschaft, Ihre Ängste mit all der Wut und dem Zorn, die in den Menschen unserer gestressten Gesellschaft stecken, Ihre Ängste mit der Angstmache von Institutionen und Menschen in Ihrem persönlichen Umfeld, haben Sie **Mut**, keine Angst zu verbreiten, **Mut**, nicht wütend und aggressiv zu sein, **Mut**, anders zu sein und dazu zu stehen, mit einem Lächeln, einer aufrechten Körperhaltung und mit **Shen**. Haben Sie **Mut**, ein gutes Leben zu führen, **Ihr** Leben, **Mut**, um Ihre Angst eine Tat werden zu lassen, die Sie und andere positiv verändert und inspiriert.

Dann sind Sie auf dem Weg, **alles** für sich und andere zu verändern ...

Alles Gute!

Ihr
Georg Weidinger

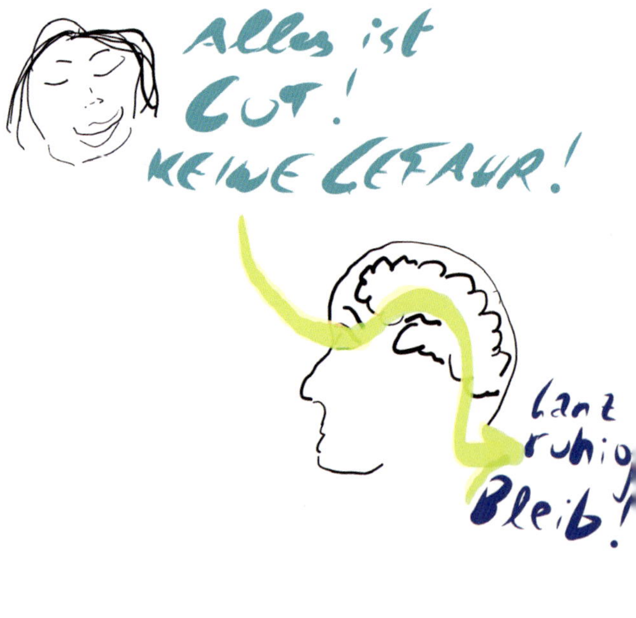

A

Abhinivesha (Angst) 144
Acetylcholin 48
Achtsamkeit 147 f.
Agoraphobie 32
Akupunktur 18–20
Amygdala (Mandelkern) 29, 38, 41, 48, 52
Anfängergeist 147
Angriff 33
Angst vor dem Tod 142–144
Angstneurose 32
Angststörung 32, 38 ff.
Angsttagebuch 48
Antidepressiva 50
Antipsychotika 51
Anxiolytika 48
Asanas (Körperübungen) 135
Asthma bronchiale 50, 85, 123
Atem 114–122, 150–160
Atemhilfsmuskeln 116
Atemlosigkeit 123
Atemnot 123
Atempause 120
Atemstille 120
Ātman 144
Atmung 114–122, 150–160

B

BAI HUI 155
Baldrian 57
Bandler, Richard 44
Behandlungspyramide 14 ff.
Benzodiazepine 48, 49
Betarezeptorenblocker (β-Blocker) 49, 50
Blut 71–77, 80–89, 103–107
Blutmangel 80–86, 107
Botenstoffe 38 f.
Brustatmung 118, 158 f.
Buddhismus 147
Buspiron 49

C

Cannabidiol (CBD) 61
Cannabinoide 61
CBD-Hanfprodukte 61
CBD-Öle 61
chinesische Kräuter 21 f., 101 f., 107–109, 113, 123 f., 132–135
chronische Colitis 109
COPD 123
Cortisol 129

D

Depression 55 f., 61
Dinner-Cancelling 93
direkt lieb sein zur Mitte 165
Durchschlafen 101

E

Ego 143 f.
Egoismus 144
Eiweiß 97 f.
Emotionen (Gefühle) 78–86
Energie 71–76
Engegefühl 123
Erbsubstanz 127
Erde 67 f.
Erschöpfung 57, 102, 133 f.
Erstarren 34, 149
Erythrophobie 32

F

Fett 98 f.
Feuer 67 f.
Flucht 33
Flugangst 37
Frühstück 92–95
Fünf Elemente 67–70
Fünf Geister 81–89
Fünf störende Kräfte (Kleshas) 144
Fünf Wandlungsphasen 125
Funktionskreise (FK) 70

G
Gallenblasen-Meridian 153
Gamma-Amino-Buttersäure (GABA) 48–50
generalisierte Angststörung 32, 51
Gesundheit 76
Glück 111–112
Glück (Sukha) 144
Glutamat 48
Gluten 96–99
glykämische Last 96
Granulat 22–23
Grinder, John 44
Großhirnvorderlappen 29

H
Hanf (Cannabis) 61 f.
Hanftee 61 f.
Haut 83, 124
Herz 74, 111–113, 131
Herzraum 144 f., 158–160
Hitze 98, 134
Hohlorgane 69
Holz 67 f.
Hopfen 57
Hormone 29
Hun 80–85, 103–105
Husten 113, 124
Hydrophile Kräuter-Konzentrate 22
Hydroxyzin 50
Hypophyse 29
Hypothalamus 29

I
Ich-Bewusstsein 143
indirekt lieb sein zur Mitte 165
Instinkt 35
Insulin-artige Wachstumsfaktoren (Insulin-like growth factors) 129
Isha-Upanischad 138

J
Jiaogulan (JIAO GU LAN) 124
Jing 83, 127 f., 132
Johanniskraut 55 f.

K
Kälte 131–133
Kava-Kava (Rauschpfeffer) 54 f.
Kavapyronen 55
Klaustrophobie 32, 39 f.
kognitive Verhaltenstherapie 46–48
Kohlenhydrate 96
Konservierungsmittel 99
Kraftsätze 44 f.
Kräutertees 59
Krishnamacharya 147

L
Lavendel 57
Lavendelöl 50, 57
Lebensfreude 74, 113
Lebensführung 18
Lebensmittelunverträglichkeit 109
Leber 69–89, 103–109
Leid (Duhkha) 144
limbisches System 29
löchriger Darm (leaky gut) 96
Lunge 72–89, 103–109

M
Magenschmerzen 79, 101, 123
Mahatma Gandhi 138
Mahlzeiten 93
Makronatur 75
Melisse 57
Meridiane 20
Metall 67 f.
Mikronatur 75
Milchprodukte 97, 130
Mitte 70–77, 86–102, 164–167
Müdigkeit 102
Mutter-Kind-Zyklus 69

N

Neuro-Linguistisches Programmieren (NLP) 43–45
Neurotransmitter 48–52
Niere 69–89, 125–135, 156–159
Niere 1 156–159
Nierenschwäche 90, 98
Nieren-Yin-Mangel 129
Noradrenalin 48–52

P

Panikattacke 32
Panta rhei 76
Passionsblume 57
Phobie 32, 39 f.
Po 81–86
Pranayama (Atemübungen, Atemkontrolle) 135
Pregabalin 49
Prüfungsangst 32
Psychosomatik 72
Psychotherapie 24, 46

Q

Qi 71–89, 102
Qi-Blockade 76 f.
Qi-Mangel 76 f.
Quetiapin 51

R

Regel (Menstruation) 107 f.
Reizdarmsyndrom 109
Rohdrogen 22
Rosenwurz 57

S

Samādhi 140
Schlafhygiene 129
Schutzsuche 34
Seele 82, 111 f., 123
Selbst 143
Serotoninmangel 50
Shen 80–89, 110–113
Shraddha 140–144
Smrti 140 f.
Sodbrennen 79, 101
soziale Isolation 42
Sozialphobie 32
Stress 62, 88, 102–108, 119
Stress-Atmung 116
Stresshormone 103–106
Stressreaktion 103–106
Struktur 148
Substanz 71

T

Tetrahydrocannabinol (THC) 61
Trauer 86–89, 123
Träume 18 f., 110–112

U

Übelkeit 61 f., 102

V

Verdauungsprobleme 90, 102
Vermeidungsalltag 42
Virya 140
Vollorgane 69

W

Wärme 73, 130–133
Wasser 67 f.
Weidinger-Mischungen (W-Mischungen) 22, 101 f., 107–109, 113, 123 f., 132–135
Wochenbett 107
Work-Life-Balance 131

Y

Yi 80–89
Yoga 136–161
Yoga-Philosophie 145–148
Yogaweg 145–148

Z

Zhi 80–89
Zoophobie 32
Zucker 95–99

Liebe Leserin, lieber Leser,

hat Ihnen dieses Buch gefallen? Dann freuen wir uns über Ihre Weiterempfehlung!
Erzählen Sie in Ihrem Freundeskreis davon, in Ihrer Buchhandlung oder bewerten Sie das Buch online.

Wollen Sie weitere Informationen zum Thema?
Möchten Sie mit dem Autor in Kontakt treten?

Wir freuen uns auf Austausch und Anregung unter
leserstimme@styriabooks.at

Inspiration, Geschenkideen und gute Geschichten finden Sie auf
www.styriabooks.at

in der Verlagsgruppe Styria GmbH & Co KG
Wien – Graz

ISBN 978-3-7088-0808-6

Bücher aus der Verlagsgruppe Styria gibt es in jeder Buchhandlung und im Online-Shop
www.styriabooks.at

Covergestaltung: Bureau A/O
Layout: Anna Haerdtl, Bureau A/O
Coverfoto: Adobe Stock/contrastwerkstatt
Autorenfoto: Alex Gotter
Illustrationen: Georg Weidinger
Lektorat: Gernot Koller, Inge Fasan
Projektleitung: Jasmin Parapatits

Druck und Bindung: DZS Grafik
Printed in the EU
7 6 5 4 3 2

Im Sinne einer besseren Lesbarkeit der Texte wurde entweder die männliche oder weibliche Form von personenbezogenen Hauptwörtern gewählt. Dies impliziert keinesfalls eine Benachteiligung des jeweils anderen Geschlechts.